完全なる癒しと、
究極のリラクゼーションのために

マッサージセラピーの教科書

國分利江子
米ニューヨーク州政府認定
マッサージ・セラピスト

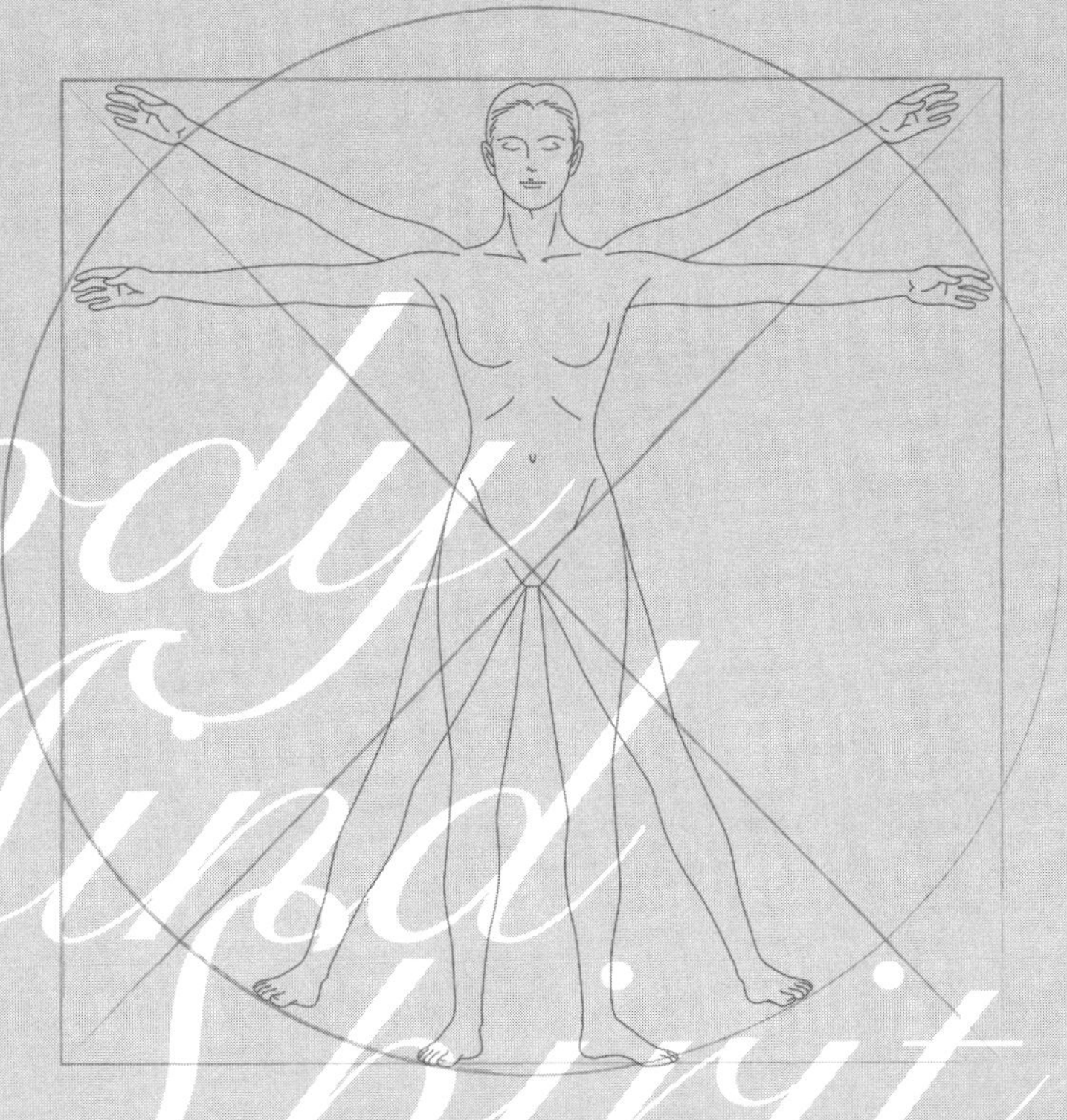

Body
Mind
Spirit

BAB JAPAN

はじめに

BMSセラピーオフィスのトリートメント・ルームは、まさに癒しと夢の実験場のようなものです。ここで私は、多くのクライアントが、長年苦しんできた心身の不調から立ち直る姿や、、新しい自分を発見して輝いた未来に歩きだす方々を目撃し続けています。やすらいだ空間の中でゆったりと行なわれるカウンセリングと、極上のオイルマッサージによって、クライアントの生き方がより美しく豊かなものになるようにお手伝いしているのです。

アメリカ・NYで、大学レベルのアカデミックで最先端のマッサージセラピー（＝メディカル・マッサージ）と様々な種類のエネルギーワーク・心理学・カウンセリングを学んで日本に帰国してから、本格的に仕事を始めた2006年頃、私は名刺をお渡しする度に「セラピーオフィスって何ですか？」「マッサージなのに事務所でやってるんですか？」と聞かれて、大笑いしながらご説明していました。日本ではまだ「マッサージセラピー」という概念が理解されておらず、専門的なセラピーを行なう場所が「お店」や「サロン」ではなく、「セラピーオフィス」というカテゴリーに属することも知られていませんでした。この「オフィス」は、一般的な事務所のような殺風景な場所ではなく、クライアントが安心して自分に向き合えるような快適で居心地のいいトリートメント・ルームを意味します。

これまでの日本のオイルマッサージは、長い間、ヨーロッパ（特にイギリス、フランス）からの情報で、その土台がつくられてきました。そのために、エステティックやアロマセラピーの知識や手法は発達して、多くの優れたエステティシャンやアロマセラピストを輩出してきました。しかし、ヨーロッパにはなかった専門的なボディのオイルマッサージの分野である「マッサージセラピー」、その専門家の「マッサージ・セラピスト」という職種については、その頃はまだ日本のマッサージの専門家にも知られてはいませんでした。

その状況は２０１０年を過ぎて少しずつ変化してきました。日本において、本格的なオイルのボディトリートメントを求める顧客層の広がりはこれからが本番です。若い女性が中心だったこれまでの顧客層に、男性や高齢者も加わって、いよいよこの分野が新しい成長と可能性に向けて大きな変化を迎えるでしょう。しかし、そのようなマーケットを確実に開拓するためには、従来のような知識・技術では対応できないことも明らかです。

現時点で、日本には、オイルマッサージの分野では大学レベルの教育機関が存在しません。また、日本国内に、海外で大学レベルの専門的なマッサージセラピーを学んで本格的なボディのオイルマッサージを提供できるセラピストはまだほんの数名しかおらず、その先生方から学んだ生徒もごく少数です。これからこの業界の新しい可能性を創造し、開拓していくためにも、本書では、日本ではまだ知られていない本場アメリカ・ＮＹの最新のマッサージセラピーについて、そして、私が提供している、カウンセリングとオイルマッサージを融合させた「ＢＭＳセラピー」について触れていきます。日本でもより多くのセラピストが本格的なボディ・オイルマッサージに興味をもち、プロフェッショナルな仕事を確立していけるようにお手伝いしたいと願っています。

そしてまた、私がマッサージセラピーと出会って自分の人生を発見したプロセスやエピソードについても少しだけご紹介します。面白いことに、私が人生の冒険の中で発見してきた道が、そのままBMSセラピーのコンセプトになったからです。BMSセラピーの象徴でもある、Body（身体）、Mind（心）、Spirit（スピリット）が調和すると、それまで知っていたはずの「自分」をはるかに超えた「真実の自分」がみえてきます。それはBMSセラピーのトリートメントの最も美しい瞬間です。私たちがこの地球に生まれてきた理由、それは究極にはたったひとつ…「真実の自分と出会って、真実の自分を生きる」こと。これが私の人生の軸であり、私は、クライアントさんやスクールの生徒たちが真実の自分に出会えるよう、お手伝いをしていくことを最高の喜びと感じています。

この本の構想は2010年4月号からの「セラピスト」誌の連載「NY州政府認定マッサージ・セラピスト國分利江子の未来型セラピスト論　心が変わると、世界が変わる。」で始まりました。連載を担当してくださった大葉敬子さん、西門和美さん、諏訪亜沙美さん、この本の編集を辛抱強く進めてくださった木村麗さん、すべてのプロセスをあたたかく見守ってくださった「セラピスト」副編集長の稲村誠之さん、BABジャパン社長の東口敏郎さんに心から感謝いたします。

※以前に雑誌やスクール案内などではBody, Mind and Spiritの「Spirit」を「魂」と訳していました。これは日本では「スピリット」という言葉よりも「魂」の方が親しみがあり理解されやすかったことが理由ですが、厳密には違いがありますので（本文参照）、この本の出版を機に全面的に訂正いたします。

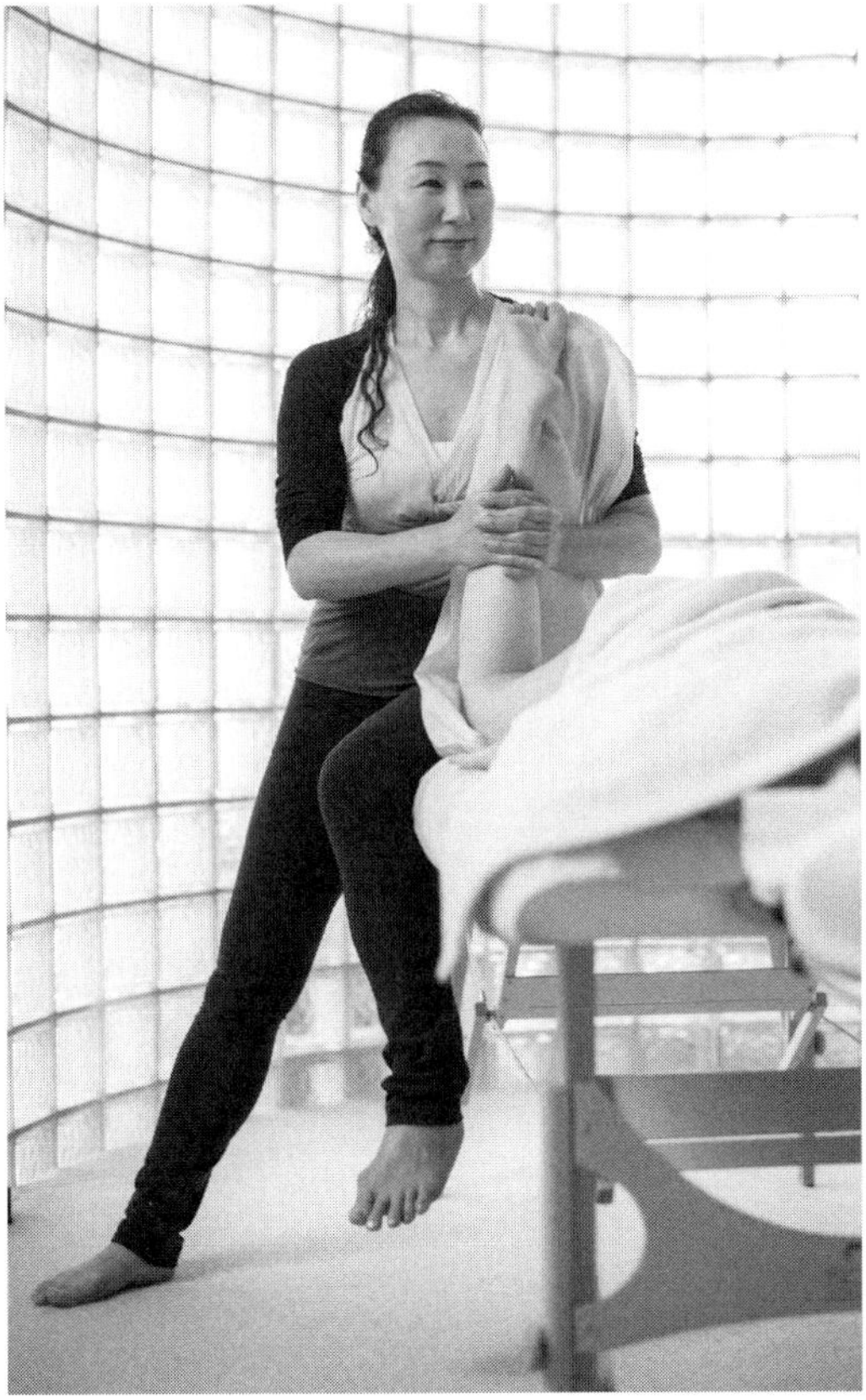

Contents

第2章 ヨーロッパ、日本、アメリカ（NY）のマッサージ事情の違い

第3章 手技とマニュアルからの脱皮

第4章 職業病の現状とボディメカニクスの重要性

第7章　マッサージセラピーのテクニック

第8章　タッチの重要性

第9章 セラピストとしての在り方

第1章

BMS《ビーエムエス》 Therapy《セラピー》
「真実の自分」と出会う旅

「身体、心、スピリット」の美しい調和を生きる

ＢＭＳとは「Body（身体）、Mind（心）、and Spirit（スピリット）」の略称で、この言葉は欧米の心理学やボディワークの専門家の間でキーワードとして使われています。私はヘルスケア・プロフェッショナル（健康に関する専門職）の一員であるマッサージ・セラピストとして、１９９８年にＷＨＯ（世界保健機関）で採択された、人の「健康」についての定義に心から共感しています。

「健康とは、単に病気でなかったり病弱ではない状態のことをいうのではなく、完全なる身体・心・スピリチュアルな側面がダイナミックに整い、そして、社会的な面でも良好であることを意味する（Health is a dynamic state of complete physical, mental, spiritual and social well-being and not merely the absence of disease or infirmity.）」

これは世界において「健康」という定義を、単なる「Health（ヘルス）」から「Wellness（ウェルネス：よりよく生きること）」という概念に変えてしまった驚異的な出来事になりました。世界の医療の基準を示す機関であるＷＨＯにおいてこのような理解が正式に採択されたことは、世界中でニュースとなりました。このもうひとつ画期的な点は、「人間」というものを「身体と心」だけでなく「Spiritual（スピリチュアルな側面）」も含めたもの、と認めたことです。日本では宗教に対する独特の歴史観などで「スピリチュアル」と

いう概念については奇異な印象もあり、健全でニュートラル（中立的）な理解をもちにくかったようにも思います。ですから、私はこれを、「人間」という存在をより総合的に理解するうえでの、新しい時代の幕開けとして記憶しました。

「スピリット」は日本語では「霊魂、霊性」と訳すこともでき、「霊」という言葉が出てくると、「幽霊・亡霊」などと呼ばれる低いエネルギーのものをイメージしたり、エネルギーワークなどを「怪しいもの」として感じる方もいらっしゃるかも知れません。ですので、ＢＭＳセラピーについてご説明する前に、まずこの点を明らかにしましょう。

ある時、私の中にこんな問いかけが浮かびました。「私って一体何を指すのだろう」。「私」という言葉を疑問もなく使ってきましたが、何だか急にわからなくなってしまったのです。誰なのかは明らかで、國分利江子です。ただ、示すものが「何」なのかがわからなくなってしまったのです。「私」に一番近そうなのは〈心〉だけど、それは見えないし…。それなら見えるものが「私」なの…？　身体が「私」というわけではないし、身体や心で感じているところが「私」なの？。

また、こんなこともありました。自分が小さな嘘をつきそうになった瞬間のことです。「誰も傷つけないし、誰にも気づかれない…」、その瞬間に「でも〈私〉は知ってるじゃない？」という考えが浮かびました。嘘をつきたい「私」と、それを正当化して弁明する「私」、「そんなことしちゃ駄目」と批判する「私」。それらすべてを静かに観察している「私」もいました。どれが本物なのだろう…。

永遠に続きそうな質問でしたが、割とすぐに答えが見つかりました。「Body, Mind and Spirit」という言葉に出会った瞬間です。私は、身体だけでも、心だけでもない。身体や心の中心にあって、それらすべてを感じ観察している「スピリット（純粋な存在意識）」というもの。これが「私」の本質なのです。その頃、ネイティブ・アメリカンの文化に親しんでいた私には、スピリットという言葉がすんなり入ってきました。私たち一人ひとりが純粋な「スピリット」としての存在で、生きとし生けるすべてのものを生み出した根源は、その集合体としての「グレート・スピリット」であるという考え方です。真実の「私」たち、つまり、スピリットはグレート・スピリット（宇宙の根源）と同じものでできていて、私たちは宇宙の根源の一部なのです。

私たちの「心」は主に「思考」と「感情」で構成されています。つまり、このふたつの側面に刻まれた過去からの記憶・体験・情報・育った環境条件・考え・価値観・信念や信じ込み（コアビリーフ）などが合わさって「心」の表現となり、人間としての「性格・人格＝自我・エゴ」がつくられます。

「魂」とは、輪廻転生という繰り返しの中で、ひとつひとつの人生の「心」の体験が集積されたもの。つまり、「魂」は個人の過去のエゴ（自我）の情報がすべてまとまった「データバンク」のようなもの。

「身体」は人間としての命の象徴であり、ひとつの人生ごとにその命を入れる器のようなものです。同時に「身体」は、私たちを構成する目に見えないもの（思考・感情・魂の状態・スピリットの性質など）を、わかりやすく映しだしてくれるスクリーンのような役割もあるのです。

「スピリット」は「純粋な存在意識」として普遍性をもち、外からの何ものにも影響を受けない状態で私たちの中心に常に存在しています。たとえば、輝く太陽は、雨雲や雷雲に覆われ、地上から見えなくとも、常にそこにあります。スピリットも常にそこにありますが、その外側のエゴ（自我）が厚い雲のようにスピリットを覆ってしまうと、私たちはスピリット（純粋な存在意識）としての自分を感じることができなくなり、その外側のエゴ（自我）を自分と認識します。このように私たちの多くは、エゴ（自我）を自分だと思い込み「真実の自分（スピリット）」を知らないままに生きています。

ＷＨＯの新しい定義によって、世界のセラピー最先端であるアメリカでは、「身体と心の専門家」による理解が急激に進みました。そして「医学的な根拠とスピリチュアルな理解がきちんと融合されたメソッド」というものが生まれ始めたのです。この新しい心理学やボディワークのメソッドは、それ以前にあったような、医学だけに根拠を求める堅苦しいものでも、スピリチュアルな感覚だけに頼るフワフワした（怪しい）感じのものでもありません。それぞれの専門家が、信頼性のあるアカデミックな研究や臨床結果をもとにしてつくりあげたものです。

ＢＭＳセラピーもそのひとつです。私の考えでは、性格は固定的なものではなく、その人がその時点で使っている自己表現のパターンとして捉えます。つまり、その性格に不都合さを感じるのであれば、なぜ今その自己表現を選んでいるのかという理由を、潜在意識レベルで理解し解放することによって、性格はいくらでも変えることができます。そして、自分を見つめ解放するプロセスで、気づきや癒しという深い心の体験を得ることができるのです。

私たちは「あなたの考えは正しい・正しくない」という表現を使いますが、「この地球上で１００％正しく物事を見られる人などいない」のです。アインシュタインが言ったその言葉を初めて聞いた時、私は抵抗を感じました。しかし、心理学や哲学、その他の勉強を続けるうちに、その意味や本質が理解でき、とても面白くなってきました。

心が透明であれば、その中心にあるスピリットの輝きをそのまま外に放射して、１００％純粋で、１００％真実の状態になれます。しかし私たちは通常、トラウマ・嫌な記憶・強い信念や信じ込み（＝コアビリーフ）・古い感情体験などで心を覆い隠しています。輝く太陽を雲が覆い隠している状態です。

つまり、私たちは毎日、スピリットの外側の「フィルター」に貼り付いているそれらの過去の感情を通して、現在の相手や出来事を見ているのです。心理学者たちがこのことを説明する際に用いる有名な話があります。心のフィルターにいろいろなものが貼り付いている状態は、色付きの眼鏡をかけているようなもの。青い色眼鏡をしたままオレンジの太陽を見ると、太陽は黒く見える。だから、自分が色眼鏡をしていることに気づかない人は、一生、太陽は黒だと思い込み、それを主張するのです。

私たちの誰一人として、過去からの体験がない人はいないし、心のフィルターに何も貼り付いていない人（色眼鏡のない人）はいません。つまり、誰一人として１００％正しく見られる人はいないのです。そして、私たちはフィルターを通して見たり感じたりすることによって、常に「新たな反応」をつくりだしてしまいます。たとえば、過去に体験した怒りのフィルター（色眼鏡）と一緒に相手や出来事を見ていると、本当に正しく相手を見ることはできないし、怒りと一緒にその相手に反応して、新たな怒りの体験を増やしていきます。やがてそれが定着して「怒りっぽい」というパターン（性格・自我）をもつようになるのです。

「この地球上で１００％心がきれいな人、あるいは１００％正しく物事を見られる人などいない」。初めてその言葉を聞いた時、私は心の中で即座に「そんなことない！　私はちゃんと正しく見ている！」と叫んだのを覚えています。しかし同時に、アインシュタインの言葉の中に何かしら真実のようなものも感じました。そして、その意味をもっと知りたいと思いました。

私は、哲学、アート、主な宗教、世界の先住民族の死生観とヒーリング、歴史、医学、東洋医学、ホリスティック医学、人類学、行動心理学、宇宙物理学、量子力学、ボディワーク、自然療法、各種セラピーなどたくさんの本を読んで、あらゆる先生たちに会いに行きました。実はこの言葉を理解できるようになると、自分自身や人間というものをより深く理解し、よりよく生きるための視点を獲得できるようになります。アインシュタインは心の専門家ではありませんが、科学者としての冷静でニュートラル（中立的）な観察眼、人としての優れた洞察力をもっています。

２０１１年の震災を体験してから、私たちはみんな「生きること」の意味をより深いレベルで探している気がします。私は福島の出身で、震災の次の年に父が旅立ちました。その時間の経過の中でも多くの思いが心をよぎりました。そして、私たちがより幸せに生きるために、「死」というものへ新しい理解（あるいは真の理解）が死への怖れを解放する気がするのです。

次にご紹介するのはいかなる特定の宗教観を表すものではありません。アメリカを中心とした世界の研究者の専門的な研究と臨床的な結果を、ひとつの考えとしてご説明するものです。ですから、これが正しいとか、この考えについてきてください、と言っているわけではありません。私たち全員が、きっと知りたいと願っている「生きることの真実」がどのようなものであるのか、もしそれが読者のご参考になるのであれば、ひとつのアイデアをここに分かち合いたいと思います。もし、このテーマに心地よさが感じられない方は、どうぞ、ここをスキップして次の見出しへと進んでください。

もし輪廻転生というものがあるとしたら、それは前にやりそこなったことの「罰」のためではなく、私たちが真実の自分として、スピリット（純粋な存在意識）の輝きをそのまま生きる新しい体験するために生まれてくるように思います。つまり、新たなチャンスをもらったということ。

よく「魂を磨く」といいますね。それは、過去世で蓄積した古い感情やコアビリーフを、魂のデータバンクの中から、「これ、もういらないわ」と気持ちよく削除し解放することです。心のフィルターの曇りをとる、つまり「磨く」という意味です。そして、削除し解放した分だけ、その人の真実の姿・スピリットの輝きが内側から光を放つような感じで外へも見えてくるようになります。ですからそれが進むほど、物質としての肉体的な形の特徴や美しさとはまた別に、人のエネルギーはクリアな透明感が感じられるようになり、内側から光を発するような感じになってきます。苦しい「修行」などは必要なく、ただ優しく自分に向き合い、自己を解放してくことで、古い感情エネルギーがなくなり、スピリットの輝きと力強さが放たれるのです。

もういらないものだと頭ではわかっているのに、その思い出や愛着によってなかなか捨てられないものもあるでしょう。これは気づきや癒しの作業でも一緒です。私たちは長年慣れ親しんだ感情やコアビリーフでできているエゴ（自我）に愛着を抱いてしまうので、スピリット（純粋な存在意識）が発するピュアなインスピレーションや直感を無視してしまいがちです。

心を構成する思考や感情は形がありませんから、本人にも他人にも見えません。無視したり感じないようにしたりすることもある程度まではできるでしょう。しかし、それでは、生まれてきたことの意味、つまり、学び・解放・癒しを通して真実の自分を生きる練習ができなくなります。そこで、それを無視できなくするための「誰か（練習相手）」や「（練習するための）出来事」を引き寄せるのです。

直面する問題も相手も自分の学びのために引き寄せているものなので、解放すべき感情やコアビリーフを理解できれば、その学び（＝問題）は終了します。すると、不思議とその関係性が良い方向に変化したり、自然とマイナスなご縁がなくなったりします。このようにひとつ終了する度に、心のフィルターのお掃除が進んでピカピカになっていくのです。「心の断捨離」ですね。

「自分は何も問題がない」という方もいらっしゃるでしょう。しかし、その方たちでさえも、やはりエゴ（自我）を「自分」として生きているのではないでしょうか。これが、私がＢＭＳセラピーによってお手伝いできるもうひとつのポイントです。「私たちは地球に生まれてくる時には、やる気満々だった」ということを思い出してほしいのです。私たちはスピリットとしての溢れる好奇心で「ようし、今度はどんな面白いチャレンジをしようかな」と、ワクワクしながらこの人生を始めたはずなのです。

「問題はないけれど…」「人生にそんなに望んでもねぇ〜」「私はこの程度だし…」「病気じゃないけど、なんだか疲れちゃって」と、自分にとって決して心地よくない状態だとしたら、まだまだ、その好奇心と情熱に溢れたパワフルな「私」を生きてはいないということ。そして、まだ、その可能性が残っているということです。私たちは、みんな・誰でも・すでに・生まれる前から・太陽のように輝いたパワフルな存在、なのです。ハズレはありません。

頭や心の中で聞こえるたくさんの声の中で、どれがスピリット（純粋な存在意識）からの声なのか、どれがエゴ（自我）からの声なのか、クライアントがそれを明確に区別できるようになるために、そして、常にスピリットの声によって生きられるようになるために、ＢＭＳセラピーはサポートします。

「身体は、心の風景を映しだすスクリーン」のようなもの

ＢＭＳセラピーを受けたいと思う方々の理由はそれぞれです。最高のオイルマッサージを受けたい方、常にベストコンディションでいるためのセルフケアを心がけている方、身体の不調や疲れを感じている方、日常的な身体の緊張（肩こり・腰痛・膝の痛みなど）を緩めたい方、過去の怪我や病気による違和感を解消したい方、過去の体験や古い感情を解放して新しい可能性を生きたい方、人生の出来事や人間関係などのわだ

かまりを解消したい方、自分の心を見つめたい方、人間関係を変えたい方、自分自身や自分の生き方を変えたい方、自分の夢を叶えたい方、輝く自分を発見したい方など、本当に様々な理由です。

身体と心は繋がっているので、そのどちらのテーマから始まっても必ず両方での解放や浄化、そして変化が起こります。「人が自分を受け止めて解放される瞬間って、こんなにも喜びに溢れているものなんだ」と、私はいつも心躍るような気持ちになります。

「心」は見えません。クライアントの中には「心で感じる」ことと「頭で考える」ことの区別がつかなくなっている方も大勢います。心の中の感情は、まるで織物のように幾重にも厚く重なり合っており、本当の答えが眠っている「心の根っこ」の部分（潜在意識）はなかなか自分では感じにくいからです。

「身体には、心と同じくらいたくさんの過去の記憶や感情が蓄積されている」と聞いたら、みなさんはどんなふうに感じるでしょうか？　または「身体の症状のほとんどの（本当の）原因は心にある」という言い方もできるでしょう。ですから「身体の症状は心からのメッセージ」として受け取ることで、何に向き合う必要があるか、何を解放する必要があるのかがはっきりと見えてくるでしょう。

身体と心の両側から深いレベルで総合的にサポートするＢＭＳセラピーのアプローチによって、多くの問題は気持ちよく解放されていきます。そしてまた、解放されるまでのプロセスも味わい深く楽しいものであり、その方の「心の新しい歴史」となります。長年、他者や自分を責めたり、後悔したり怖がったりしてきた過去の歴史が、真新しい純粋な体験へと変わる瞬間は、奇跡的です。私の考える「セラピー」とは、「問題のある人」が行なうものではなく、すべての人が過去を解放し真実の自分を発見する、愉快な冒険のようなものなのです。

現在、私はこの手法を、ＢＭＳマッサージセラピー・スクールで教えています。ここでは、マッサージセラピーの決まった「形」を伝承するわけではありません。世界基準の専門性の高いカリキュラムを土台ににして、それぞれの個性を生かしながら、洗練されたプロのセラピストの表現として完成させていけるようにサポートしています。

BMSセラピーの3つのテーマ

①五感を超えて（Beyond Five Senses）

ＢＭＳセラピーのオイルマッサージは、撫でるようなアロママッサージとは違う深い味わいです。専門的な筋解剖学の知識によってクライアントの身体の状況を把握し、皮膚の下の筋肉の状態を透かして見るような具体的な方法で施術を行ないます。マッサージセラピーの多様なストロークと深いタッチで、五感を超えた未知なる身体の体験を提供します。

②身体に触れることは、心に触れること（Touching to Your Heart）

身体は心の風景を映しだすスクリーンのようなもの。過去からのストレスや感情などが記憶として蓄積され、自分でも知らないうちに様々な不調和をつくりだします。カウンセリングとマッサージの融合したＢＭＳセラピーは「柔らかい心の領域」を開き、不調の元となった古い感情も一緒に解放して「真実の自分」との出会いをもたらします。

③マッサージは身体、心、魂へのお薬です（Natural medicine for Body, Mind & Spirit）

Body, Mind & Spirit　私たちはこの調和によって成り立っています。ＢＭＳセラピーのオイルマッサージは、ホリスティックな視点でその調和を整える自然のお薬のようなものです。カウンセリングで心身の不調の原因や直面している人生のテーマを明らかにしたうえで、個々のクライアントに適した専門的なセラピーとしてのオイルマッサージを提供します。

「完全なる癒し」とは

私が学んだアメリカ・NY州では「マッサージセラピー（マッサージ療法）」はメディカル・マッサージを意味しますが、日本の法律上、オイルマッサージを治療目的で行なうことはできず、癒しの「リラクゼーション」の範囲の仕事になります。医師・看護師・薬剤師をはじめとして西洋医学に携わる専門家にも、東洋医学の代表である按摩マッサージ指圧師の国家資格を保有する方々にも、それぞれの分野での素晴らしい役割があります。それでは、日本における「癒しのリラクゼーション」の役割とは何なのでしょうか？

ＢＭＳセラピーが考えるのは「完全なる癒し、究極のリラクゼーション」です。私が帰国した２００６年当時、雑誌やＴＶのＣＭには「癒し」という言葉が溢れていました。日本の人たちは本当に癒しを求めているのだなぁと感じると同時に、本当の癒しの意味がわからないままに軽く扱われているようにも感じました。

「癒し（Heal）」の語源は、Holy（神聖な）、Whole（全体の、欠けることのない、完全な）、Health（健全な）などです。つまり癒しとは「自分は欠ける（足りない）ところなどひとつもない、完全性をもった神聖なるものである」と理解してその状態に戻ることです。これは、スピリットの自分としての存在や、ＢＭＳセラピーのコンセプトである「真実の自分」と同じ状態を意味します。

私はこの癒しの本当の意味に出会った時に、とても感動しました。通常、「治る」というのは病気や症状が起きる前の状態に戻ることを意味します。しかし、肉体的に治らないものへの怖れ・悲しみ・怒りにはどう対応したらいいのだろう、と私は考えました。また、病気のありなしに関わらず、よりよく人生を生きるための方法があるだろうか…と。

そこで出会ったひとつの答えが「癒し」という概念でした。たとえ身体の病気や症状があったとしても、心が癒され、すべてを受け入れ、そして、あきらめ・悲しみ・怒り・怖れなどの感情から完全に解放されることが可能なのです。私は「癒し」の可能性のパワフルさを感じました。だから私が考えるリラクゼーションは、深いレベルで人の心身に変容をもたらすような「完全なる癒し、究極のリラクゼーション」なのです。

人が身体・心・スピリットのすべてのレベルで究極の癒しを体験したら、その人の生き方はどのように変わるだろう、そして、そこからどのような世界が生まれるのだろう。もし、身体的に病気や問題があっても、その人が完全に癒された心の存在として輝きながら生きられるとしたら、それは一体どのようにして可能になるのだろう。私は、そのような可能性を求めて、ＢＭＳセラピーの仕事を確立したいと思いました。

日本のオイルマッサージに従事している方々からは、頻繁に「私たちはリラクゼーションの範囲の仕事ですから」という言葉が聞かれます。それは法律的な事実であると共に、謙遜もあるかも知れません。同時に「私たちはプロとしては充分に認められていない」「リラクゼーションの分野だから専門性が低くてもよい」というニュアンスも感じられるように思います。法律的にはあいまいな「隙間」の部分で働いているために、自分からあえて少し背中を丸めて小さくなっている印象です。
按摩マッサージ指圧師も、現在の地位を確立するまでには様々なご苦労をされてきたことと思います。私は、オイルマッサージの分野での資格制度改革の必要性は特に感じていませんが、個々のセラピストがリラクゼーションの専門性を高めるような意識をもち、より専門的な勉強や仕事への姿勢をもつ必要性は多いに感じています。私たちがリラクゼーションの仕事を誇りに思えるような未来を、みなさんと一緒に見つめていきたいと考えています。

ＢＭＳセラピー・オフィスでは、毎日のセッションで必ず奇跡のような体験がやってきます。クライアントが「痛み・傷」だと思って長年悩み苦しんでいたことを、全く違った視点で見られるようになった時、本人も想像しなかったような完全な変容と癒しが起こります。セラピストである私も、クライアントと共に、深い感動や喜び、心の底から笑いがこみあげてくるような愉快な体験をするのです。決して「重たい」「暗い」「大変だけど、やらなきゃいけない」ような気づきの作業ではなく、美しくて軽やかな気づきと癒しの作業です。ひとつひとつのセッションが深い体験と神秘的なメッセージに溢れて、感動と喜びで満たされて１日を終える、そんな毎日です。

「完全なる癒し、究極のリラクゼーション」を提供するために必要なこと

ＢＭＳセラピーは、ただ単純にカウンセリングとオイルマッサージを組み合わせただけではありません。Psychosomatic（身体と心の繋がり）、Psychoneuroimmunology（精神神経免疫学：脳神経学、人間行動学、免疫学の相互作用を研究する心身医学の一分野）のふたつの理論をもとに、人間の身体と心の可能性を追求するためにつくられたボディワークのメソッドです。完全な癒しを提供するためのオイルマッサージの知識と技術、カウンセリング、セラピストとしての在り方です。

オイルマッサージの知識：「筋解剖学」による骨学・筋肉学・神経学

オイルマッサージのターゲットは「ソフトティシュー（soft tissue：軟部組織*／皮膚・筋肉・腱・靭帯・筋筋膜など）」ですが、ボディワーク系オイルマッサージ（＝マッサージセラピー）のターゲットとなるのは皮膚ではなく、人体構造をつくる「骨格筋」を中心にした腱・靭帯・筋筋膜などです。ですから、個々のクライアントの施術プランを組み立てるには、クライアントの過去の病歴、体質や症状のパターン、現在

の身体の状態と共に、姿勢の観察によって身体全体の骨格筋の緊張を把握し、主訴と筋肉の緊張との関連性を理解する必要があります。そして、骨格筋は骨に付着してその位置をあらわすので、詳細な骨学も必要です。また、筋肉を操るのは神経で、筋肉の緊張による神経圧迫は筋肉の痛み・しびれ・弱さ・違和感などの原因となり、神経学で筋肉と神経との関連性を知ることも必要です。

ですから、身体について学ぶ点は同じでも、エステティック系やアロマセラピー系で用いるのは「皮膚」の構造を理解する「生理解剖学」、本格的なボディのオイルマッサージ（＝マッサージセラピー）のために必要なのは「骨格筋」によって人体構造を理解する「筋解剖学」の骨学・筋肉学・神経学が中心なのです。

＊これに対し「hard tissue（ハードティシュー）」は「硬組織」を意味し、骨や軟骨などを指す。これを専門にするボディワーカーは、形成外科の医師、カイロプラクター、整骨師など。

オイルマッサージの技術：マッサージセラピーのディープティシューのテクニック

身体の解放を深いレベルで行なうためには、一人ひとりのクライアントの身体の状態に合わせた施術が必要となります。日本で主に使われている「型の決まった手技」の施術では、個々のクライアントの状態にきちんと対応することはできません。また「皮膚」と「筋肉」とでは、その構造・強さ・質感が全く異なるために、施術のアプローチの方法も違います。薄い皮膚とは違って、強靭で立体的なボリュームのある筋肉の緊張を緩めるためには、撫でたり、ただ力を入れて強い圧をつくりだしたりしても、専門的な施術にはなりません。本格的なオイルのボディトリートメントに適したストローク（第7章を参照）が必要です。セラピストは、それぞれのストロークの具体的な効果を理解し、クライアントのトリートメントプランに合わせた施術を行ないます。

「身体と心の繋がり（Psychosomatic）」の分野の視点から見ると、筋肉や筋筋膜が緊張から解放されるプロセスでは、同時に、過去の感情的エネルギーの解放も起きるケースがあることが明らかになっています。

これは私も実際に経験があります。私は左の股関節の方が硬くて可動範囲が狭く、中学生の時に体育館などで長く座っていると、左側だけ緊張して、すぐには立ちにくいことがありました。

大人になったある時、オイルマッサージの施術中に左の股関節がふっと緩んだ瞬間、突然、理由もなく涙が流れてきました。悲しかったわけでも痛かったわけでもありません。自分でも驚いて不思議な気持ちでいると、小学校低学年の頃、久し振りにオネショをしてしまい、恥ずかしい思いで自分を責めた記憶が蘇ってきました。そんなことはすっかり忘れていて一度も思い出したことはなく、それが心理的に私を苦しめていたとも思えませんでした。しかし、その出来事以来、私は「もう絶対にオネショはしちゃいけない。お姉ちゃんなんだからしっかりしなきゃ」「妹や弟のお手本にならなきゃ」という両親の言葉を自分に言い聞かせながら眠りに入っていました。眠る時にぐっと股関節を硬くし続けていたことも思い出しました。仰向けになると腹部が緩んでオネショをしやすくなると思い、自然と右半身を下にして寝るようになり、その結果、左の股関節だけに強く力が入ったようでした。

左の股関節が緩んだ瞬間、潜在意識に眠っていたその記憶は涙と共に優しく解放され、同時に「真面目に、お手本に」という縛りからも解放されました。もちろん、両親は一般的な躾として言っただけで、それを大げさに捉える必要はありません。ここで大切なのは、「気づかずに自分にかけてしまった呪文や縛りから自分自身が解放される」ということです。大きなトラウマでなくても、このように無意識に心に影響を与え、身体的な緊張をつくり、骨格を変えることがあるのです。

この体験はマッサージ・セラピストとしての私への贈り物となり、それ以降、私は身体のあらゆる部位と対話しながら感情や緊張の解放を続けました。そこには驚きと喜び、そして興味深い発見がたくさんありました。それがBMSセラピーのボディワークの基礎となっているのです。

こうした深い解放を起こすためには、皮膚を撫でるだけではなく、身体の深部にある筋肉や筋筋膜まで圧を届けなければなりません。そのためにはボディワーク系オイルマッサージ（＝マッサージセラピー）のディープティシューのテクニックが必要です。マッサージセラピーでは、詳細な骨学・筋肉学・神経学を中心に知識と技術が融合しており、「皮膚の上からでもクライアントの体の筋肉の状態が透けて見えているような」感覚で施術を行ないます。筋肉の深部まで届く力強いストロークの数々が、肉体面と心理面の緊張を解放して、クライアントに「完全なる癒し、究極のリラクゼーション」による深い満足感を与えます。

✤セラピストとしての在り方：「澄みきった鏡」のようなニュートラル（中立的）な存在感

クライアントを深いレベルで受け止めるためには、セラピストの在り方が重要です。

日本では「セラピストの在り方」が「接客業の在り方」と混同されている場面がほとんどです（第３章と第９章を参照）。長年仕事をしてこられた方でも、経営的な側面から、接客業の指針をセラピストとしての在り方であると混同している方も多いでしょう。オイルマッサージの先輩であるエステティシャンの顧客対応がそのままセラピストの対応として定着してしまったのかも知れません。例をあげると「お客様に質問表やお茶をお渡しする時は、目線を低くするために膝をついて行なう」というのは接客業の視点であり、セラピストとしての視点ではありません。もちろん、丁寧な顧客対応は必要ですが、セラピストの基本は、ヘルスケア・プロフェッショナルの一員としてのクライアントへの対応なのです。

クライアントと対等な関係性をつくることは、カウンセリングを提供するうえでも重要です。答えはすべてクライアントの中にあります。セラピストが自分の主観や信念によってクライアントを導くことは必要ではありません（セラピストの自我〔エゴ〕が反映されやすくなります）。セラピストに求められるのは、知識と技術をもった専門家として寄り添い、同時にニュートラル（中立的）な存在としてクライアントの前に立つことです。するとクライアントの心の中の混乱や謎が自然と明らかになり、向き合うべき問題や解放への道は自ずと現れます。

セラピストに求められるのは、「澄みきった鏡」のような、ジャッジメント（主観的な決めつけ）のない状態で、深い心の眼差しと心の耳を澄まして聴くこと。セラピストも人間ですから完璧ではありません。悲しかったこと・苦しかったことなど、過去の感情体験やトラウマがあるかも知れません。ですから、自身がそれらを受け止めて解放した経験があってこそ、クライアントの状況を理解しながらも、その感情に流されず、共鳴せず、怖がらずに受け止めることができるようになります。セラピスト自身が解放され、オープンなエネルギーに溢れていてこそ、クライアントは安心して自らを委ねることができるのです。


セラピストとしての仕事を正しく理解し、適切な存在感を身につけるために、ＢＭＳマッサージセラピー・スクールでは「プロフェッショナル・ディベロップメント」と「アクティブ・シェアリング」という授業を設けています。仲間たちに見守られながら、自分自身の過去に向き合って悲しみ・不安・怒り・自信のなさ・怖れなどを手放し、１人の人間として、女性として、セラピストとして、真実の自分に出会うための授業です。

生徒たちからは「最高のマッサージの勉強をしたいと思って入学して、それが身についただけでなく、たった半年で人生が変わっていた。トラウマが解放されて、一歩、未来に進んでいた」「夫婦間の関係、家族との関係、仕事での人間関係が大きく変わった」という声が聞かれます。生徒の口から自然に飛び出す「人生が変わるスクール」という言葉は、私にとって最も嬉しい評価です。これはまさに、ＢＭＳセラピーのクオリティを表すものです。そして生徒たちは、自分の人生が変わった経験をもって、クライアントを力強くサポートする未来に旅立つのです。

カウンセリング：自身の心の潜在意識と対話する体験

ＢＭＳセラピーのカウンセリングで用いる「インナービジョン」という手法は、病院などで用いられる、言葉による分析型のカウンセリングとは異なります。インナービジョンは、「身体と心の繋がり(Psychosomatic)」の理論による複数のメソッドを融合し、さらにそれらの弱点を補完するように改良しました。これは言葉を頼りとする従来のカウンセリングとは異なり、マッサージ・セラピストという「ボディワークの専門性」を土台にして、五感を超えた身体感覚を通して行ないます。クライアント自身が潜在意識レベルで、自らの心の声を聴くことをサポートするカウンセリングの手法なのです。

セラピストはクライアントが潜在意識にフォーカスできるように、「カウンセリングの場のエネルギー」を「潜在意識のレベルにホールド」する必要があります。クライアントが雑念や心の表面の感情に惑わされることなく、真実の答えが隠されている潜在意識の深い領域まで入る必要があるからです。そして、くつろいだ安らぎの感覚で、心の風景を見渡しながら解放を行ないます。

ＢＭＳセラピーのカウンセリングでは、重たい気持ちや暗い落ち込みなしに、過去のトラウマや感情に優しく向き合うことができます。また、セラピストとクライアントの間に、依存や共依存の関係を引き起こさないよう、クライアントが自立した感覚で自分自身を受け止められるようにします。またクライアントはこの体験を日常生活に持ち帰り、自分自身で新しい未来をつくることができようになるのです。

私は何に関しても「現場主義」です。これは私の過去の仕事の経験からつくられた感覚でしょう。私の最初の職業である空間デザインの仕事においては、まずはスケッチや図面でイメージをつくりますが、最後には現場がものをいいます。どんなに素晴らしいスケッチや完璧な図面があっても、それが実際に現実の空間として機能するかどうかは、現場に出てからの勝負です。頭を柔軟にし感性をフル回転させて2次元の図面と3次元の実際の空間の違いを把握しながら、臨機応変に決断していく必要がありました。また、現代美術のギャラリーでは、海外のアーティストと事前に打ち合わせて潤沢に準備を進めていたものが、彼らが来日して現場に入った途端に大きく変更になることもありました。その場合は「こう言っていたじゃないか」「言われた通りにやっていたのに」という考えは通用せず、頭をゼロに戻してアーティストの要望に耳を傾け、完成度の高い作品にするにはどうするか、ということだけに集中しました。

また、NGOでのアフリカの途上国援助の仕事では、日本事務局で把握していた内容とは全く違う現場の状況に、価値観や視点を大きく変えて対応することが求められました。現地の状況に応じて、準備していったプランにどんどん変更を加える柔軟な思考、そして、予測不可能な出来事や文化的に理解し難い出来事にゆるやかな心で対応し、どんな状況の中でも「結果を出す」ことが求められました。寄付してくださった方々の思いと現地の人々の生活状況の前では、どんな言い訳も通用しないからです。トラブルの本質を掴んで問題解決に導くためには、知識や情報をいったん横に置き、心「をニュートラル（中立的）にして観察する」ことが最も役に立ちました。

カウンセリングに関しても机上の空論であってはならず、クライアントに本質的な変化を起こすためには、まずセラピスト自身が、自分の過去の感情的から解放されている必要があるのです。実際にセラピーの本場アメリカで出会った多くの精神科医、心理学者、心理療法士、カウンセラー、セラピストは、そのようにきちんと自分に向き合い「解放された存在」として仕事をしている方が多いことに気づきます。だからこそ説得力のある仕事が可能になり「結果を出せる」ともいえるでしょう。

スクールの生徒のレポートより

それではここで、ＢＭＳマッサージセラピー・スクールのレベル1とレベル3のクラスの生徒のレポートをご覧いただきましょう。

日本の法律ではオイルマッサージによる治療行為は禁じられています。しかし、同時に、身体に触れる職業として、クライアントの病歴や現在の状態を把握し、人間の身体のシステム（系）と働きを理解することはとても大切です。また、医療による通常の治療内容を把握し、副作用などについても理解することで、セラピストとして何を行なってはいけないのか（禁忌や注意事項）を明らかにし、リラクゼーションの範囲で最も有効なトリートメント・プランを組み立て、提供することが可能になるのです。

✤ レポート１：筋骨格系の症状とＳＯＡＰプラン〔レベル１〕（花里智恵子、２０１２年卒業、BMS Massage Therapist 認定取得）

◆クライアント：ＹＨ（43歳、看護師）

SUBJECTIVE（クライアントの主訴。症状、痛み、不調、不具合、不快感など）

・腰が痛くてまっすぐ立てない。ふくらはぎがだるい。ストレッチをして余計痛くなった感じがする。
・看護師として仕事で前屈することが多い。忙しく定期的な運動はしていないライフスタイル。

OBJECTIVE（セラピストによる観察）

・股関節が屈曲、骨盤が後傾、背中が丸くカーブして硬い印象があり脊柱起立筋《せきちゅうきりつきん》が張っている。
・腰部や大腿部後面の緊張が強く、腓腹筋《ひふくきん》や臀部外側の張りも感じられる。歩くのが辛そうな印象。
・緊張のある筋肉：ハムストリングス（特に半腱《はんけん》・半膜様筋《はんまくようきん》）、内転筋群、腓腹筋《ひふくきん》、ヒラメ筋、膝窩筋《しっかきん》、中殿筋、小殿筋、腸腰筋《ちょうようきん》、鵞足部《がそくぶ》

・オーバーストレッチしている筋肉：腰方形筋《ようほうけいきん》、脊柱起立筋《せきちゅうきりつきん》

ASSESSMENT（クライアントの姿勢と状態）

おそらく患者さんの身体を動かしたり起こしたりする際に、股関節の屈曲・骨盤の後傾・膝の屈曲・足を底屈させる動作を繰り返している。その姿勢により、背面のハムストリングス・腓腹筋《ひふくきん》・ヒラメ筋、前面の腸腰筋《ちょうようきん》は緊張しやすい。上半身の脊柱起立筋《せきちゅうきりつきん》や腰方形筋《ようほうけいきん》は過剰にストレッチした状態になる。繰り返すことで筋肉が緊張しオーバーワーク状態になっている。また、その間にある骨盤（坐骨結節と腸骨稜《ちょうこつりょう》）に付着する筋肉が緊張しているため、動きに制限がかかり、腰を動かす時に痛みとなっている。

PLAN（トリートメントプラン）

◇セッションゴール

①脊柱起立筋・腰方形筋の正常な長さを取り戻し、柔軟性を高める
②ハムストリングス・内転筋群の緊張をとり機能を回復する
③中殿筋・小殿筋の緊張を緩める
④下肢部を緩め、だるさをとる

◆クライアントの状態

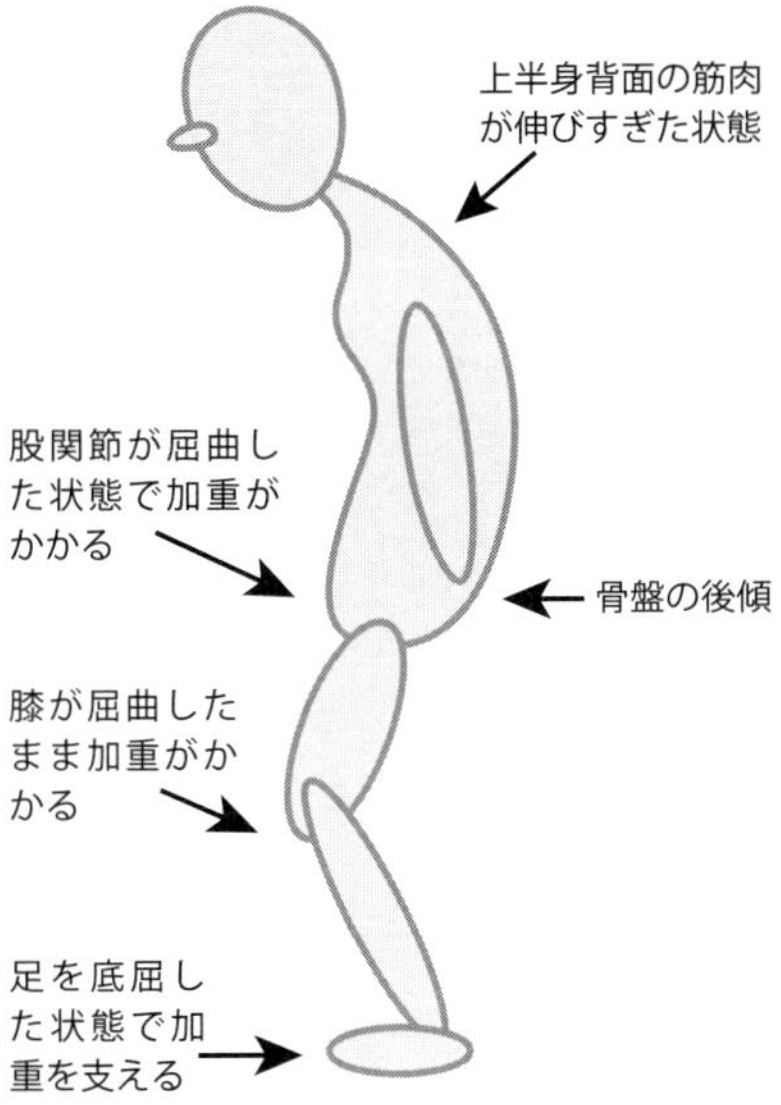

⑤腸腰筋のストレッチで緊張を緩める

背中全体の血液循環をよくし、緊張の強い右側から脊柱起立筋群を緩めてから腰方形筋に移る。反対側も同様。大腿部の内側・外側の緊張をとり、後殿部へ移動。殿筋の収縮している状態を緩めると同時に、仙腸関節の可動域を広げる。腓腹筋とヒラメ筋の付着部、膝の屈曲に関与する膝窩筋、鵞足部の緊張を緩和する。

◇フォーカスする身体の部位と時間配分、テクニック（施術時間60分）

【うつ伏せ（背部）】

①僧帽筋、広背筋、胸腰筋膜《きょうようきんまく》（3分）…手のひらと拳でエフルラージュ

②脊柱起立筋群（3分×2〔左右〕）…前腕でエフルラージュ

③腰椎棘突起《ようついきょくとっき》～腸骨稜の付着部（3分×2）…拇指でストリッピング、コンプレッション、フリクション

④多裂筋、回旋筋群、中殿筋・小殿筋（4分×2）…肘でストリッピング（第12肋骨周囲から後腸骨稜）

⑤ハムストリングス、大腿筋膜張筋、腸脛靭帯《ちょうけいじんたい》（5分×2）…手のひら・拳・前腕でエフルラージュ、拇指・肘のストリッピング、大腿四頭筋のストレッチ

⑥内転筋群（2分×2）…スクウィージング

⑦大殿筋（上部線維）、中殿筋・小殿筋（4分×2）…拳でエフルラージュ、スクウィージング、仙腸関節付着部に拇指でコンプレッション

⑧鵞足部（縫工筋《ほうこうきん》、薄筋《はっきん》、半腱様筋《はんけんようきん》）（1分×2）…スクウィージング、4指フリックション

⑨腓腹筋、ヒラメ筋、足底筋《そくていきん》、膝窩筋（４分×２）…手のひら・拳・前腕のエフルラージュ、スクウィージング・拇指ストリッピング

⑩足底、足背部（２分×２）

⑪仰向けになり、腸腰筋のストレッチ（３分、残りの時間で）

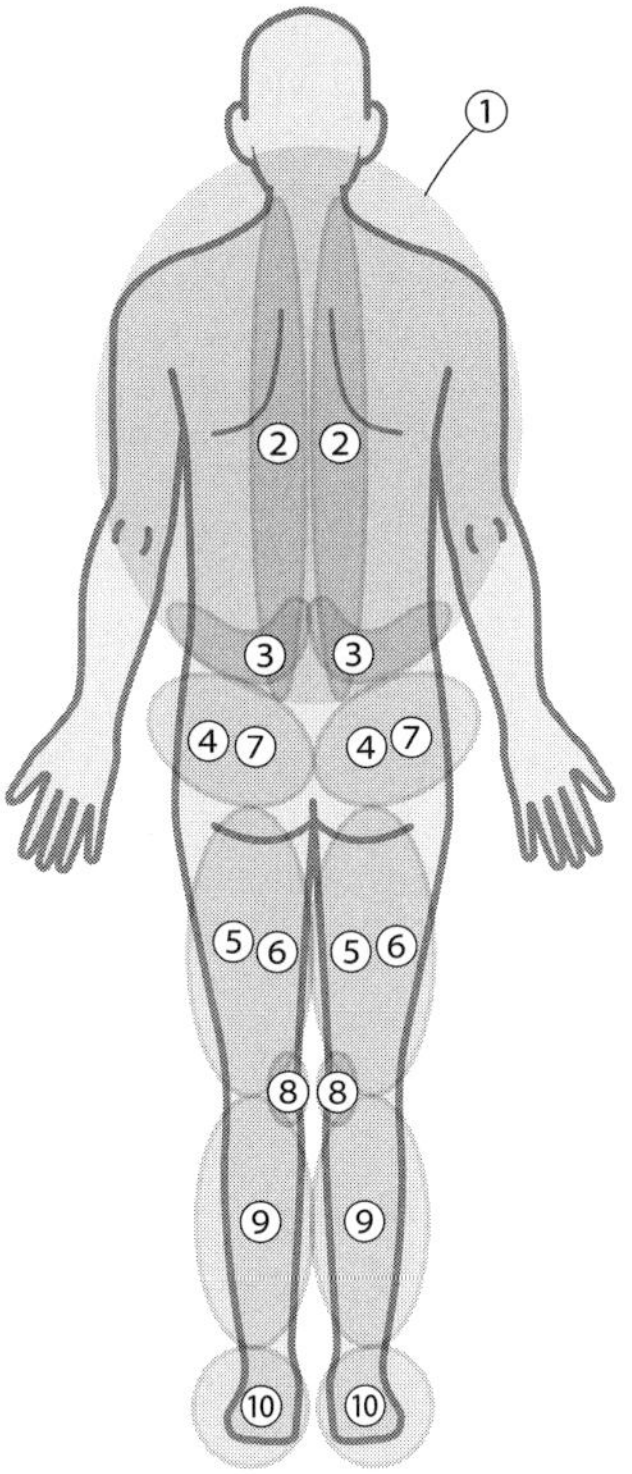

◆フォーカスする施術の部位

◇フォローアップと注意点

・セルフケアとして、緊張している筋肉のストレッチをコーディネイトする。
・仕事の際に身体を痛めない姿勢・使い方をアドバイスする。
・ナースシューズよりも安定感のあるスニーカーを履くと、ふらつかず余計な筋力を使わなくなる可能性がある。

※このプランでは、初回は背面のみの施術となりましたが、２回目以降は、初回の施術の効果と身体の変化を確認して、このマスタープランに修正を加えながら施術します。マッサージセラピーの本格的なボディト

リートメントでは、同じクライアントでも、このように毎回プランを修正し、その日の状態に合う施術を考えて提供します。

レポート2：スクールを通して学んだこと〔レベル3〕

（木村公紀子、2014年卒業、BMS Massage Therapist 認定取得）

レベル1クラス　施術の姿勢や身体の使い方が、自分の心を映しだす

オーガニック化粧品のトリートメントサロンに勤めて5年ほどたった頃、一流のセラピストになりたいと思いながらも、一生懸命やればやるほど身体に疲れがたまり、私は「続けられるのだろうか？」と不安な気持ちになっていました。月に2回は整体に通わないと疲れがとれず、脚がだるくて眠りにつけないこともありました。施術は楽しいけれど、心の奥底で感じていることは純粋な喜びだろうか？　自分自身が常に疲れていて、不安を抱えながらセラピストを続けることに疑問を感じていないだろうか？　その答えを真剣に求めていた頃でした。

調べてみると、介護などでは職業病を予防するために身体の使い方を身につけ、スポーツでもケガを予防するために正しいフォームを身につけるとのこと。海外では年配のセラピストが多く活躍していることもあり、施術でも仕事を長く続けるための負担のない身体の使い方があるはずだと確信したのです。

そんな時「セラピスト」誌の利江子さんの記事で、「ボディメカニクス」という言葉を初めて知りました。「やはりオイルマッサージのための正しい身体の使い方があった！」と、夢中で記事を読みました。そして、利江子

さんの「サロンオーナーやトレーナーさんは、セラピストの職業病に対して誠実な気持ちで一緒に考えてアクションを起こしてください。この思いがみなさんの心に届きますように」という言葉に、職場でトレーナーをしていた私は「これは私へのメッセージだ！」と思い、すぐに会社に相談しました。トントン拍子に社内研修を利江子さんに依頼することが決まり、全４回の研修では、ボディメカニクスを取り入れたマニュアルの開発を行なうという予想以上の展開となりました。

研修の準備中も、教わることすべてが目からウロコで、私はＢＭＳマッサージセラピー・スクールに通うことを即決。この世界に飛び込んだ時の「一流のセラピストになりたい」という気持ちを実現できると感じたのです。

そして、ボディメカニクスや筋肉学、骨学は、身体に触れる仕事をするには、本来は誰もが学ぶ必要のあることなのだと強く感じました。入社前に通ったエステティックスクールでは「もっと正確に細かく実際の身体を使って筋肉や骨や解剖学を学びたい」と先生に相談しても、「エステティシャンはお医者さんじゃないから、そこまで知らなくていいのよ」という返事でしたが、その時の不満と疑問が解消されました。

入学してからは、アクティブ・シェアリングという授業に驚きました。内面を見つめる力を培うために、自分の感情パターンや思い込みなどを観察し、解放する授業です。これがマッサージにどう影響するのかと戸惑いましたが、徐々にこの授業の影響力に気づき、本当になりたかった自分へとどんどん近づいていくのを感じました。

意外なことに、施術をする時の姿勢や身体の使い方が、心のあり方と一致しているのです。それまでの私は、自分の腕の筋肉が硬く盛り上がり、しっかりと力を入れられることが、まるでセラピストの勲章のように感じていましたが、それはとんだ勘違いでした。実は、私の腕の筋肉は鍛えられていたわけではなく、緊張のため硬くなり柔軟性を失っていたのです。腕の緊張を抜こうとしてもうまくいかず、さらに腕に力が常に入っていることも気づきませんでした。まだ痛みはなかったものの、この筋肉の緊張こそが職業病の第一歩だったのです。

実技のクラスではその他にも、これまで何の疑問もなかった身体の使い方が、実はボディメカニクスに反していて、技術を高めにくい方法だったことを知りました。

①上半身を前に倒すようにして前進しようとするため、上半身が前後に動いてしまう。

②背伸びをしてマッサージテーブルに寄りかかって体重をのせるため、骨盤が傾き腰に負担がかかる。

③脚でしっかり床を蹴って、腰と上半身をまっすぐ前に押し出せないため、腕の力で無理矢理に圧をつくっている。

私が目指したい本格的なボディのオイルマッサージを習得するためには、ボディメカニクスを身につける必要があることを痛感しました。希望に燃えて練習に励んでいたものの、なかなか思うように身体が動きません。「この身体の癖はメンタルと関わっているね」と利江子さんに指摘を受け、どっと涙が溢れてきました。その指摘が悲しかったのではありません。身体は悲鳴をあげていたけれど、私は何とか頑張りたいと、身体に無理をさせていたことに気づいたのです。腕の緊張は、まさに心の緊張からつくられていたのです。

スクールでは、セラピストがまず自分の身体の声に耳を傾けることを教えられます。硬くなった腕を優しく受け止めるようにストレッチすると、身体の硬さ＝心の緊張があったことを感じました。そして腕の筋肉が弾力を取り戻し、力を抜く感覚をつかめるようになってくると、自分の身体を自由に動かして施術できるようになりました。すると不思議なことに、クライアントの筋肉の状態や変化をより深く感じ取れるようになるのです。それまでは、自分で気づきもしなかった心と腕の緊張のため、クライアントの状態を感じ取るのが難しかったのでした。スクールで、マッサージの技術と自分の心の内面との密接な繋がりを実感したことで、私の人生がガラリと変わり、彩りをもち始めた1年目でした。

レベル2クラス　身体が変わると心が変わる

レベル2はさらにアドバンスのオイルマッサージの技術と専門知識を学ぶ期間です。レベル1（筋肉学、骨学）に加え、東洋医学、脳神経系・循環器系・呼吸器系・消化器系・泌尿器系・内分泌系・生殖器系などによって健全な人体のシステムを学び、さらに病理学を学ぶと、人間の身体機能と病気との関係が理解できるようになります。それによって、リラクゼーションの分野ではあっても、より総合的にクライアントの心身の状況を理解し、オイルマッサージの効果を発揮する施術が可能になるのです。はじめは、オイルマッサージにここまでの専門知識が必要なのか半信半疑でしたが、実践するうちにその必要性を実感するようになりました。

私はこの世界に入る時、身体の不調を訴える家族や友人たちの手助けをしたいと思いました。それまでの5年間で、アロママッサージがその助けになることは実感してきましたが、いつの間にか「リラクゼーションだからここまでしかできない」という制限から、無力感を味わってもいました。レベル2ではまさに、そんな私の無力感を払拭するための具体的な方法を学ぶことになったのです。

たとえば、現在のサロンでも、一番の主訴は美容に関することでも、神経痛、腱鞘炎、腰痛、婦人科系のトラブルや手術の後遺症など、様々な身体の症状を抱えているクライアントが多くいます。しかしそれらはオイルトリートメントの範疇ではないと思い込んでいましたし、実際にどうしたらいいのか想像もつきませんでした。しかし、ヘルスケア・プロフェッショナルとしてのセラピストが、日本のリラクゼーションの法律の範囲で何を行なってはいけないのか・行なうことができるのかを理解するようになったことで、まさに癒しの未知の分野に踏み込んだ気がして興奮しました。

レベル2での勉強を自分なりに仕事に応用するうちに、クライアントの反応に明らかな変化が見られるようになりました。そして私自身も、筋肉学と骨学だけをベースにしたレベル1の時以上に、クライアントの身体の変化をより早くサポートすることができるようになりました。

たとえば、ひどい腰痛や頸椎ヘルニアからくる手のしびれが辛いクライアントに、神経学をもとに脊柱、臀部、脚の施術を行ない、その違和感を緩和することができました。「いつもなら鍼灸師に治療してもらうのに、今回は必要なかった」と笑顔で言われ、学んだことが実を結んだのを感じました。

また、尺骨神経痛で手術をしたクライアントの術後のトリートメントでは、「治療」ではないので痛みの出ている箇所は行なわず、筋肉と神経の関係性を考えながら背中、首、肩、上腕への施術を行ないました。それによってずいぶんとしびれが軽減されたそうです。また、筋肉学の知識でその方の姿勢の癖と改善法をお伝えし、毎回、施術後の変化を感じてもらうことで、来店頻度も上がっていきました。

何年も膝の痛みに苦しんできたクライアントに対しては、身体の使い方の癖を分析し、セルフケアの提案と、違和感を軽減するための継続した施術を行ないました。「このまま年を重ねれば歩けなくなる」と半ばあきらめていた方から、「軽やかに階段を駆け上がることができて、夢みたい！」と言っていただけたのは、私にとっても夢のような出来事でした。

専門的な知識を身につけて施術に応用すると、たった一度の施術でも身体の変化をすぐに実感してもらうことができます。痛みや違和感が軽減されて喜びの声を聞けたり、軽やかな表情が見られたりすることは、本当に感動的。私たちセラピストは、病気や身体の不調から生じている違和感や、クライアントの重苦しく暗い気持ちを解放するアプローチによって、リラクゼーションの範囲で大きな役割を果たすことができることを実感しました。

レベル３クラス　心が変わると世界が変わる

レベル3ではＢＭＳセラピーの大きな特徴である「インナービジョン」というカウンセリングを徹底的に学びます。レベル2までは身体の専門家としての勉強が中心でしたが、レベル3では、クライアント自身が心の世界を見つめ解放するカウンセリングの手法を学びます。

実際にインナービジョンを学んでみると、そのカウンセリングの進め方にも、私の思考パターンや心の癖、思い込み、不必要な価値観を持ち込んでいたことを指摘され、唖然としました。クライアントをサポートする以前に、セラピストとして自分の内面を見つめ解放していくことが不可欠だと改めて実感しました。私は、カウンセリング中にクライアントからネガティブな言葉や激しい感情が出てくると、それに反応して「ちゃんとした方向に直したい」とコントロールしたくなることに気づきました。セラピストとしてニュートラルな態度でいられるために、繊細な感覚で自分の心を観察していきました。そして、インナービジョンでカウンセリングを提供することで、セラピスト自身にも深い癒しが起こることを実感しました。

少しずつ成果を出せるようになった頃、練習相手になってくれた先輩、後輩、友人たちが、見違えるように生き生きと変化していく姿を見せてくれました。

たとえば、長い間、腰とお尻に違和感をもっていた友人がいました。硬く緊張した表情が本来の彼女らしさに蓋をしている印象でした。身体の違和感を手がかりに潜在意識のレベルで心を見つめていくと、お母さんのお腹の中でへその緒が喉に巻きついていた時の胎児の記憶や、母親と彼女が兄弟だった過去世のシーンが出てきて、2人が憎しみ合っていたという思いがけない記憶に遭遇しました。その2つの記憶は、母親への怒りの感情を解放する大きな鍵だったのです。彼女は、インナービジョンの深い感覚の中で母親と和解することができました。心に重くのしかかっていた苦しみを発見し解放したことで、彼女が本当になりたかった真実の姿へと踏み出す瞬間に友人として立ち会えたことは、貴重な宝物を見つけたような喜びで感動しました。

BMSセラピーでは、インナービジョンで心の解放した後、潜在意識からのメッセージに呼応する身体の部位のオイルマッサージを行ないます。心と身体の両面からのアプローチによって、より深い実感として違和感が解放され変化することが可能になるのです。

身体の変化が心の変化を生み出し、同時に、心の変化が身体の変化を生み出すことを実感し、自分自身もまた「真実の私」と出会い、現実の世界がどんどん変わっていく様子を体感しています。私は一流のセラピストとして人々と喜びを分かち合い、新しい世界をつくる1人でありたいと心から思っています。

ここまで、BMSセラピーの内容についてお伝えしました。ここからは、それがどのようにしてできあがったのか、そのプロセスについてお話ししましょう。なぜ私が「身体と心の繋がり」に着目し、深いレベルで解放を行なうという発想に至ったのか…これは、私が受ける質問の中でも最も多いものです。また、多くの方が私個人の生き方にも興味をもたれます。その時々に全く違う分野の職業に就きながら、最終的にマッサージ・セラピストという仕事に辿り着いたプロセスが、まるで冒険の物語のようにも映るようです。すべての体験がまるで「見えない糸」で繋がって導いてくれたようにも感じられます。ここでは私がマッサージ・セラピストになった経緯についてお話ししましょう。

マンデラさんが見せてくれた、人の心の熟成と進化

私がセラピストになろうと思ったのは、元南アフリカ大統領のネルソン・マンデラ氏の人生に出会ったことに由来します。南アフリカで初の国民投票が行なわれ、マンデラさんが大統領に選ばれた歴史的なあの日、何万人もの人々が彼の家を取り巻いて「コシ シケレリ アフリカ（独立の歌）」を大合唱しているのを見て、私はＴＶの前から動けなくなってしまいました。涙がとめどなく溢れて、感動を越えた何か説明できないものが、魂の奥から私の心を揺るがしたのです。

歴史が繰り返すように、彼が大統領になったら、今度こそ黒人の国のための黒人の政府をつくるだろう…

私はそう予測し、南アフリカが黒人の手に返ることを心から喜んでいましたが、彼の決断は私の想像をはるかに超えていました。「私たちはアパルトヘイトを決して忘れてはいけない。しかし、過去の憎しみを未来へ持ち越して白人を抑圧したら、結局、私たちは同じ間違いを繰り返すことになる。南アフリカに住んでいる人は、肌の色に関係なくすべて南アフリカ人なのだ。共に協力して、新しい国づくりをしよう！」。マンデラさんは全人種の融和「レインボーネーション」を掲げ、その決断によってデ・クラーク前大統領は副大統領に任命され、黒人と白人による初めての政府が誕生しました。その時、私は、「すごいね。感動するね」というだけでは片付けられない何かを感じてしまったのです。

ここで、ちょっとイメージしてみてください。もともとは黒人のものだった南アフリカに白人が入植して差別が始まった後に、１００年もの長い間、様々な法律によって自由を奪われ迫害を受けて、自分の仲間や家族への暴行や殺戮が繰り返され、自分自身も不当な理由で27年間も投獄されていたのです。27年…それも人生で最も活力と可能性に溢れた年齢の時期です。彼が感じたであろう怒り、痛み、悲しみ、苦しみを想像してみてください。そして、27年ぶりに自由と権力が与えられた時、かつての敵を自分の家族や友人と同等に扱えるでしょうか？　自分が権力の座についた時に、それまでの隠れていた欲求によって大義名分をふるい暴君になってしまうのは、歴史でも繰り返し見られます。

また、それは政治だけではなく、ビジネスでも一般の人間関係でも起こります。そして、そのような出来事を知る度に、私は「人の心の弱さ」を感じたものでした。戦争や紛争がなくなったとしても、政治やビジネスという道具を使ってそれは繰り返されます。文明や文化は進化しても「人類の心は、なぜ進化しないのだろう」と私は思っていました。感受性が強く、他の人よりも繊細だった私は、「こんな世の中で生き抜いていけるのだろうか」と不安にもなっていました。

そんな時、マンデラさんの言葉と大きな笑顔に、人というものの真実を感じ、生まれて初めて「生きるということの深淵さ」に触れた気がしたのです。

彼がとても意志の強い人間であったことはよく知られています。アフリカ人としてのおおらかさ、ボクサーとしての不屈の精神力、弁護士としての論理的な思考と正義感、人を思う心の柔らかさ。それに加えて、長く孤独な時間は彼に何を与えたのでしょうか。私は、まさに、「人類の心が熟成して進化した瞬間」を見せてもらったような気さえしました。もちろん彼は聖人でも神でもないので、間違いもおかすでしょうし、政治的な配慮もあったかも知れません。しかしマンデラさんは、一般的なレベルの正義や理解をはるかに超えた、「人間のすべての感情の『向こう側』にある心の場所」に到達したように思います。彼の輝く瞳とパワフルな笑顔がそれを物語っており、その時、まるで、時間が止まったようになって「私は・今・何か・とてつもなく・重要なことを・目にしている」と感じたのでした。

私は、新たに生きる力と意味を与えられた気がしました。「人がこんなに深く決意し、行動できるなんて知らなかった。私もマンデラさんのように生きたい！」「彼のような『澄みきった心の視線』で世界を見つめ生きていきたい！」心からそう叫んだのでした。マンデラさんは私を真実の生き方に導いてくれた「魂の父」なのです。

それまで私は、自分の心のままに生きたいと思いながら、それは不可能だと無意識に否定していました。「理想と現実は違う」「現実はそんなに甘くはない」という考えが強く根をはっていて、失敗するよりは皆が正しいとする考えに従っている方が安心でした。しかし、その瞬間から、私の中で決定的に何かが目覚めました。それまでは聴こえなかった「心の声」が聴こえるようになったのです。

そして、失敗を怖れて自分の夢を否定しそうになった時、私の心は問いかけました。

「『失敗』って、誰にとっての失敗なの？　世間にとっては失敗にみえても、自分にとっては違うかもよ。あなたは世間のために生きてるの、それとも自分自身のために生きるの？」

そして私は、アフリカ・ジンバブエで、ＮＧＯの一員として援助の仕事に携わることを選びました。

心が現実を、そして未来をつくる

アフリカでの仕事を終え、帰国した私は、セラピストになろうと決めました。「一人ひとりの心が、この世界の現実をつくっている」と気づいたからです。戦争も平和も同じように「人の心」からつくられる。世界を平和な場所にするために、一人ひとりの心の中に「Inner Peace（内なる平和）」が宿るお手伝いをしよう、と。

私は子供の頃、とても身体が弱くて病気ばかりしていました。幼稚園にも通えず毎日を布団の中で過ごしていたのです。そんな私にとって「心の平和（Inner Peace）」と「身体の平和（Wellness：ウェルネス）」は同じものでした。そこで心と身体の両面からサポートする方法をイメージして、まずは本格的なオイルマッサージを学ぶことにしました。。

家をつくる時に土台が最も大事なのはいうまでもありません。土台があいまいだと、その上にどんなにこだわりのあるきれいな家を建てても、一生心配し続けることになるでしょう。まずは、セラピストとしての本物の土台を手に入れよう、そうすれば一生安心していい仕事ができるに違いない。そう思いました。

専門的なオイルマッサージの技術を身につけられる学校を探しましたが、日本では見つからず、英語圏で探してみるとヨーロッパと北米では全く種類の違うオイルマッサージが主流であることがわかり、オイルマッサージにおいて進んでいるアメリカを選びました。カリフォルニア州などはマッサージセラピーの法律制度が遅れており、日本とあまり変わらない状況だったのに比較して、ＮＹ州にはトップクラスのスクールや教師陣が揃っていました。実際に現地で調べてみると、アメリカで最も古い歴史のある専門校がＮＹにありました。１００年の長い歴史を誇り「マッサージセラピー界のハーバード大学」と称されるスウェディッシュ・インスティテュートという名門校です。

ここは専門学校ではなく、正式な大学留学が必要になります。外国人が大学留学の試験を受けるためにはＴＯＥＦＬ（外国人の英語力を測定する試験）に合格しなければなりませんし、マッサージセラピー学科の授業では医学用語が中心です。まずは語学学校に通い、スウェディッシュ・インスティテュートに入学、そして卒業後にはNY州政府の認定するマッサージ・セラピストのライセンス試験を受けて合格しました。

このスクールには、看護師、外科手術の技術者、パーソナルトレーナー（スポーツトレーニングや怪我や手術後のリハビリテーションを行なう専門職）、鍼灸師を育てる学科もあり、マッサージセラピー学科でも徹底したメディカル・マッサージのカリキュラムのスクールです。入学してからは、医学的な視点からの勉強に興奮し、無我夢中で学びました。実際の身体の構造を教えるために大学病院と提携して、死体解剖を行なう授業もありました。亡くなった方の身体に向き合い、実際にメスで開いて筋肉・神経・内蔵・脳細胞などを観察することは、私たち生徒にとって簡単なことではなく、はじめは泣き出したり部屋から出て行ってしまう生徒もいました。私は献体者に心の中で手を合わせ、このように命のリアルさを実感したことで、生きている心と身体の力を最大限に引き出せるセラピストになりたいと心に誓いました。

最終学期に大学付属のマッサージ・クリニックでインターンシップをするようになると、再び、「心」のことが気になり始めました。卒業間近になって将来へのビジョンを考え始めたからです。卒業論文のテーマは、多くのクラスメイトが①骨格系の症状（骨折、側湾症、四十肩、腰痛、ヘルニア、座骨神経痛、筋緊張による偏頭痛など）や、②内臓や免疫系疾患の症状についてのテーマを選んだのに対して、私は③心身症系の症状の中から「Phobia（恐怖症）」を選び、恐怖症という心の症状をもっている方に対してマッサージセラピーがどのような役割を果たすことができるのかリサーチしまとめました。

それは、私が現在のこの仕事に至るための、まさにはじめの一歩となりました。30歳を過ぎてからNYでもう一度学生に戻り、夜中までアルバイトをしながら週5日大学に通い、膨大な宿題や毎日8時間以上も勉強して、マッサージセラピーという未知の領域に飛び込んで仕上げた卒業論文…それは私の未来の扉を開ける、光り輝く鍵となりました。

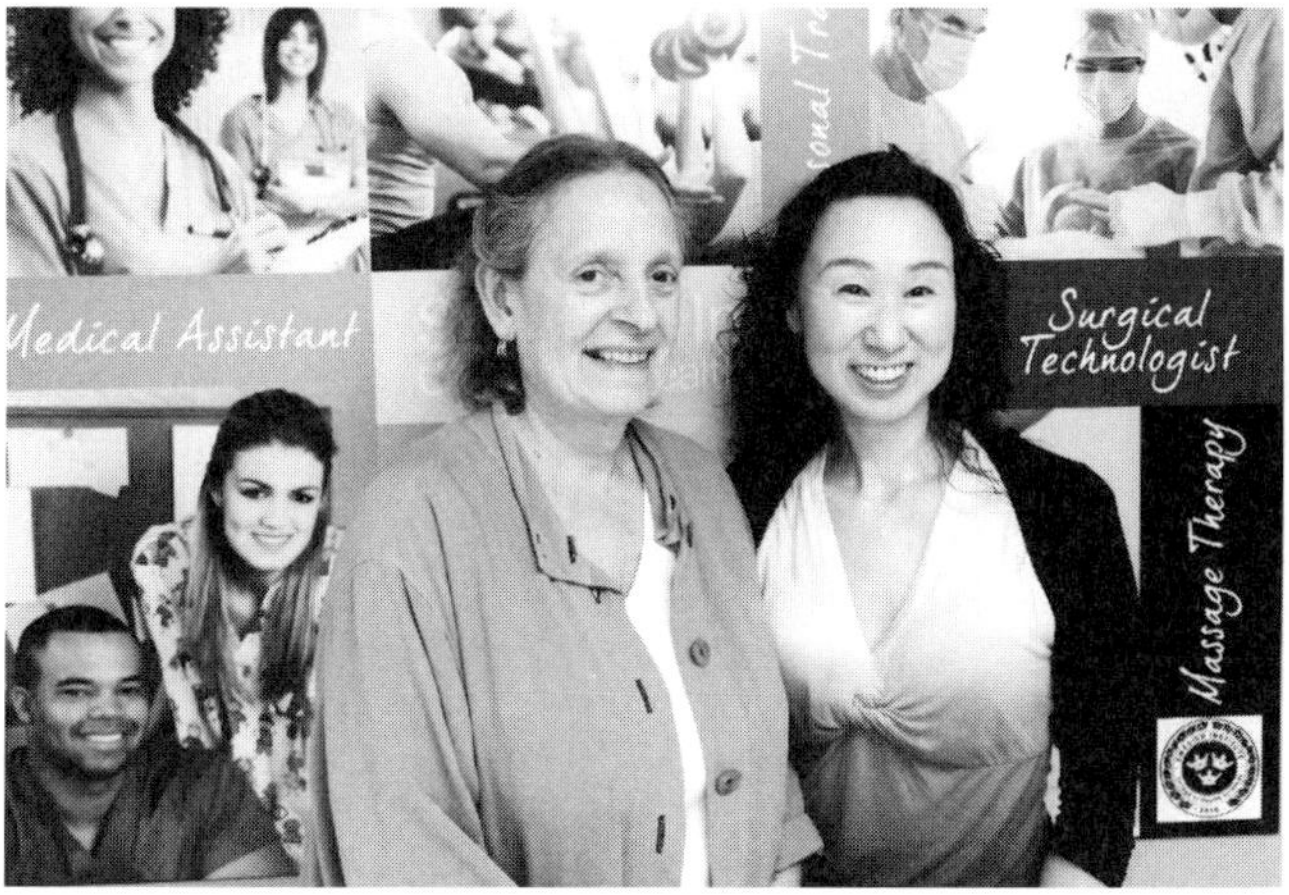

2014年、久しぶりにNYの母校 Swedish Institute を訪れた際の、マッサージセラピー学科の学部長 Lucy Liben さんとのワンショット。壁のポスターには、同大学の看護師、パーソナルトレーナー、外科手術エンジニア、マッサージ・セラピスト、鍼灸師を目指す生徒たちの姿。

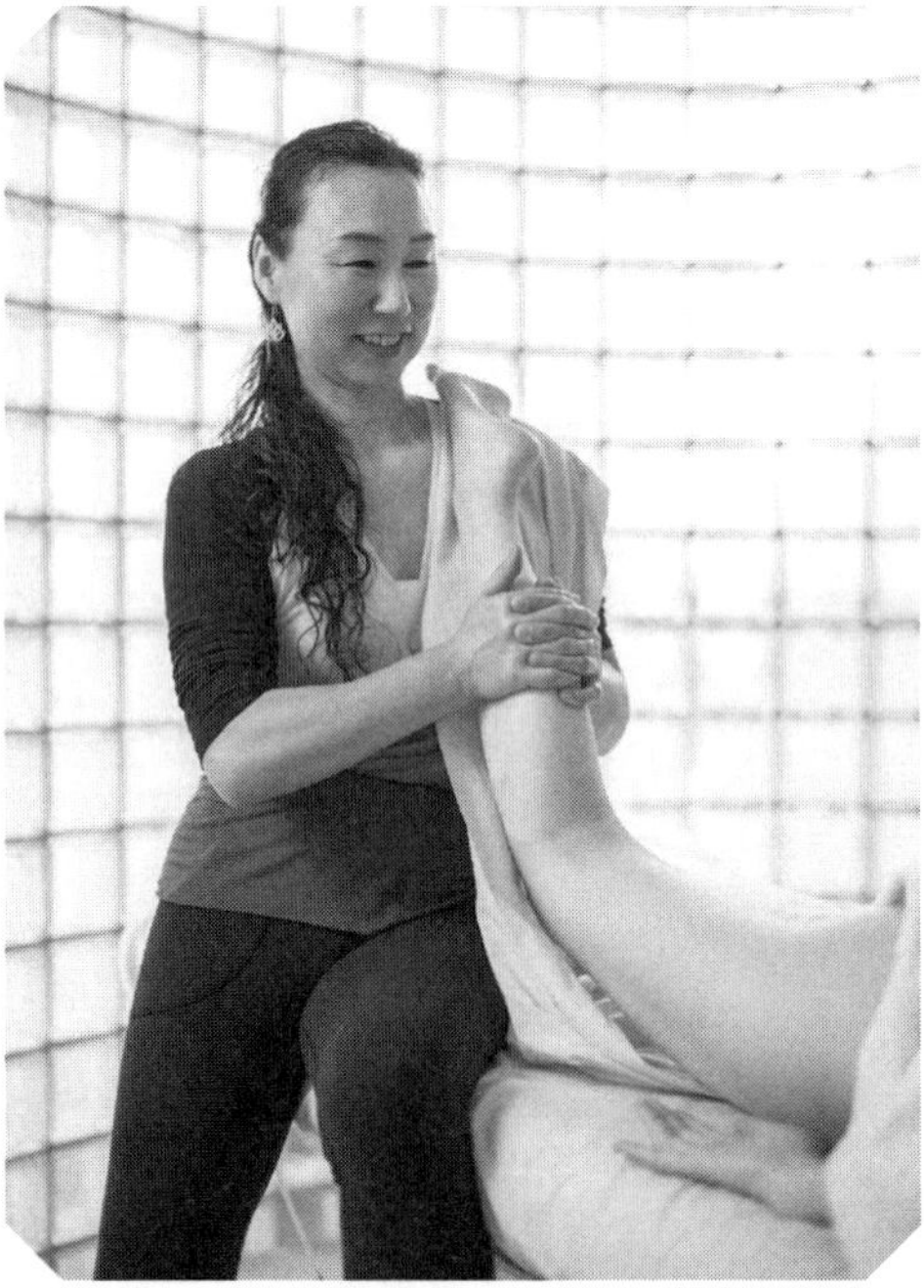

第2章

ヨーロッパ、日本、アメリカ（ＮＹ）のマッサージ事情の違い

日本のオイルマッサージはヨーロッパからの輸入が主流

日本には優れたエステティシャンやアロマセラピストが数多く存在します。つまり、美容と芳香療法の領域において、日本人特有の手先の器用さや香りに対する繊細さで、輸入元のヨーロッパにもまさるような素晴らしい技術を構築してきたといえるでしょう。

一方で、北米には本格的なオイルのボディマッサージである「マッサージセラピー（マッサージ療法）」があることは、日本の専門家にはごく最近まで知られていませんでした。私が帰国した時点でも、わずかにヨーロッパ由来の古典的なスウェディッシュ・マッサージは紹介されていましたが、これは本格的なマッサージセラピーに比べると初歩的なものです。

なぜこのような状況がつくられたのでしょうか？　それは、これまでの日本のオイルマッサージがヨーロッパ由来のもので占められていたことが大きく影響しています。確かに「エステティック系・アロマ療法系のオイルマッサージの本場はヨーロッパ」ですが、この両者には本格的なオイルマッサージのボディトリートメントは含まれません。エステティック系では、ボディトリートメントといえば痩身のための、ボディラップやスクラブなどが中心で、主にスキンケア、デトックスや痩身が目的です。また、アロマ療法のオイルマッサージは、オイルの成分を皮膚から吸収するためのソフトタッチのアロママッサージです。

一方、アメリカで主流のオイルマッサージは、筋骨格系の症状にダイレクトに効果を発揮するもので、アスリートのようにしっかりと身体全体を使った「ボディワーク」としてのダイナミックなボディトリートメントです。ヨガやジョギング、フィットネス・ジムでのワークアウトが大好きでフィジカルなライフスタイルのアメリカ人をイメージすれば、とてもよく理解できるはずです。

ボディワーク系マッサージの本場である北米へ行くと、日本やヨーロッパとの情報の違いに驚きます。アメリカは州によってマッサージの法律も状況も全く違います。たとえば、アメリカの中でいち早くマッサージ法を改訂してその教育に取り組み、１９６０年代から優れたスクールや指導者を育ててきたＮＹ州やネブラスカ州と、それらの先駆者に50年ほど遅れて２００８年にようやくその仲間入りを果たしたばかりのカリフォルニア州とでは、指導者の質やセラピストの育成状況は全く異なります。カリフォルニア州ではこれまでそれぞれに自己流のメソッドを教えてきた先生方が、最近ようやくマッサージ法の基準を満たす専門的な教育を受け始めている段階です。そして、日本でもカリフォルニア州のように、これからようやくボディワーク系マッサージの情報が広がり始め、その専門家が育つ時代となるでしょう。そのようなセラピストがどんどん育つことを考えると、まさに心躍る気持ちです。

オイルマッサージの専門家はアロマセラピスト?!

私がアメリカから帰国して、２００６年に代官山に「BMSセラピー・オフィス」を開設した当時は、エステティック系やアロマ療法系オイルマッサージと、ボディワーク系オイルマッサージとの違いについて説明しても理解されませんでした。東京の一流ホテルには設備の整ったサロンやスパが設けられ、主要な駅周辺にはサロンが隣接しているにも関わらず、その情報はヨーロッパ由来のものに偏っていたからです。

ヨーロッパでは「ただマッサージをする人」を「masseuse（マスース：女性）／masseur（マスーア：男性）」と呼びますが、これは専門家としての勉強をせずに、「手に職をつける」という程度の、初歩的なマッサージの知識と技術で施術を行なう人を指します。しかし北米では大学レベルの「マッサージセラピー（マッサージ療法）」が確立されており、ヘルスケア・プロフェッショナルである「マッサージ・セラピスト」という職業が存在します。「エステティシャン」や「アロマセラピスト」はそれぞれ美容と芳香療法の専門家ではありますが、そこで使用されるオイルマッサージの知識と技術は「マスース」のレベルです。

「マッサージ・セラピスト」と「マスース／マスーア」、これらふたつの職業は名称の違いだけではなく、知識や技術のレベル、そして、肩書きや社会的なステイタスにおいても大きく区別されています。アメリカにも「マスース／マスーア」しかおらずマッサージを職業とする人のステイタスがとても低かった時代がありましたが、マッサージセラピー（マッサージ療法）の専門家である「マッサージ・セラピスト」という職業へグレードアップするために大改革を起こした先輩たちによって、現在の状況が確立されたのでした。

アフリカ・アメリカ・イタリアに住んで10年ほど日本を離れていた私は、帰国後、まずは日本のオイルマッサージ事情を理解したいと思い、サロン経営者やセラピスト、専門雑誌の編集者などにお会いしました。

そうすると、そのほとんどの方が

「アロママッサージが本格的なオイルのボディマッサージの主流で、その専門家はアロマセラピスト」と考えていることがわかってきました。この考えには、ひとつの正解とひとつの間違いが同時に含まれているのにお気づきでしょうか？　つまり、

「アロママッサージの専門家は、アロマセラピスト」である点で正解であり、

「本格的なオイルのボディマッサージの専門家は、『マッサージ・セラピスト』」である点で間違っています。

当時日本では、北米の「マッサージセラピー（マッサージ療法）」や「マッサージ・セラピスト」という存在が知られていなかったための誤解や間違いです。エステティック系やアロマ療法系のオイルマッサージでは「型の決まった手技」を用いて施術を行ないますが、オイルマッサージにおいて最も専門性の高いマッサージセラピーでは「型の決まった手技」は存在せず、クライアントのその日の状態に応じて毎回違ったプランを立てて施術を行ないます。これも理解されにくい点でした。

帰国当時、みなさんから必ず聞かれた質問は「國分さんの手技はどんなものですか？」でした。「専門的

な施術に型の決まった手技はありません」とお話ししても、大半の方には理解されませんでした。私はそれをとても不思議に思いましたが、後で気づいたのは、日本ではお互いのオイルマッサージのクオリティの違いを見極めるのに「どのような型であるか」を基準にしており、「Aの型がいいか、Bの型がいいか」と評価し合っていたので、その基準外である「決まった型のない施術」については判断しようもなかったということなのでしょう。

世界のオイルマッサージの歴史と変遷

それでは、なぜヨーロッパと北米では違うオイルマッサージが発展したのでしょうか?

現代の欧米式オイルマッサージの原点として知られる「スウェディッシュ・マッサージ」についてはいくつかの解釈があります。これまで、世界の大半のマッサージスクールの教科書では、スウェディッシュ・マッサージはパー・ヘンリック・リング(Per Henrik Ling, 1776-1839)によって開発されたと記述されてきました。しかし、専門的な視点で当時に出版された本や歴史を研究分析する人たちからは、それを疑問視する声もあがっています。まずは、これまでの一般的な解釈をご紹介しましょう。

当時、スウェーデンはロシアとの戦争に敗れて国民は疲れ果て、貧困にも苦しんでいました。リングは国王からの指令によって、１８１３年に王立体操中央研究所を設立し、運動療法とオイルマッサージを合わせた「スウェーデン式体操運動療法」を開発し、これが「スウェディッシュ・マッサージ」としてヨーロッパ全土へと広がりました。これが、これまでの主流の考えです。

専門家の調べによる別の解釈では、フェンシングと体操の選手でもあったリング医師が開発した「スウェーデン式体操運動療法」では、緊張した筋肉の萎縮した状態をオイルマッサージで緩和し、合わせて、主にresistive exersise（抵抗運動）、ＲＯＭ（range of motion：関節の可動域を広げる運動）、stretching（ストレッチ）などが使われており、どちらかというと現在のスポーツマッサージの基礎になるようなものが主体だったとも考えられています。

一方で、「スウェディッシュ・マッサージ」の主なストロークであるエフルラージュ、ペトリサージュ、フリクション、タポテメント（後にバイブレーションが加えられた）というフランス語の用語を用いてひとつのマッサージの体系化を図ったのは、オランダのヨハン・ゲオルク・メッツァー（Johann Georg Mezger, Dr. 1839-1909）であることも知られており、こちらをスウェディッシュ・マッサージの起源とする説もあるのです。彼は医師としての立場から、スウェディッシュ・マッサージを医学的な治療の一環として提唱したことも知られています。

この時代のヨーロッパでは、日本の指圧が体系化される前のような、あるいは、現在の日本のオイルマッサージの手法が煩雑に入り乱れているような状態で、様々な著者による解釈の本が出版され、諸説が行き交っており、混乱が進んでいたようです。もともとスウェーデンには「クラシック・マッサージ」と呼ばれる基礎的なマッサージ手法があり、リング医師が用いたものがこれなのか、そこから一段階進んだスウェディッシュ・マッサージを用いたのか、解釈が分かれているのです。

フェンシングや体操はスウェーデンの国技であり、マッサージは主にその選手たちのための身体のケアとして、あるいは事故や怪我のリハビリテーションのために用いられていました。これは、日本では国技である柔道と柔道整体・指圧マッサージが結びついて発展したのに似ています。多くの専門家によると、メッツアーが正式なスウェディッシュ・マッサージの開発者であり、リングはその基礎をつくりマッサージにボディワークの要素を融合した人として理解されるようになってきています。

スウェディッシュ・マッサージの起源がどちらであれ、リングの残した功績の大きさに変わりはないと私は思います。欧米でオイルマッサージが下火になっていた時期に、彼によってその効果が再び注目されるようになったのは事実ですし、「スウェーデン式体操運動療法」がオイルマッサージに与えた影響によって、それまでは優しく撫でることが主流だった初歩的なオイルマッサージを、医学的な人体構造の理解をもとにした体操や運動の効果（関節の可動域を高めるなど）を加えてボディワークの手法に発展させたのです。そして、このボディワーク系の専門性の高いオイルマッサージは北米に輸入され、そこでさらに「マッサージセラピー（マッサージ療法）」という新たな進化を果たしました。

それでは、エステティックやアロママッサージのような型の決まった手技のあるオイルマッサージは、どのようにして誕生したのでしょうか？　当時、戦争で疲弊していたスウェーデン国民を救うための方法として、国王は誰でも手軽に行なえるオイルマッサージの開発を命令しました。そこで初心者にも簡単にできる「型の決まったオイルマッサージの手順」という考え方が考案され、一般家庭でも用いられるようになったのです。その後、その便利さと手軽さによって、この決まった型のある施術はヨーロッパの国々を経由して世界へと広がっていきました。そして、フランスやイギリスを中心に、美容やアロマ療法のオイルマッサージとして定着していきました。これまでの日本のオイルマッサージはヨーロッパから輸入されたものがほぼ１００％だったので、日本のエステティシャンやアロマセラピストは決まった型のあるオイルマッサージの施術をそのまま用いるようになったようです。

アロママッサージはオイルマッサージの種類のひとつ

日本ではオイルマッサージとアロママッサージとが混同され、同一のもののように考えている方が多いようです。今でも、私が「オイルマッサージは…」と言うと「アロママッサージのことですね？」と聞き返されることが多くありますが、このふたつはイコールではありません。アロママッサージは、アロマ療法としてオイルの成分を皮膚から吸収させるためのもの。オイルマッサージには、アロマの効果に頼らず、オイルマッサージの施術そのものの効果で働きかけるものもあるからです。

バリ・マッサージやアーユルヴェーダ・マッサージ、ロミロミはどうでしょうか？　これらはそれぞれの文化圏の土着的な儀式や健康法などが土台になっているので解釈が分かれますが、現代的な理論で分類すると、バリもアーユルヴェーダのオイルマッサージも第一には精油の効能を利用するためのものです。日本のサロンではスキンケアや痩身など美容目的にも用いているようですので、その内容によりエステティックやアロマ療法に分類されます。バリ・マッサージでは伝統的に強めの指の圧を用いますが、これはディープティシューの専門的なテクニックではありません。

ロミロミはどうでしょう？　ハワイ州は１９４７年のアメリカのマッサージ法の制定により、ライセンス取得に５７０時間のトレーニングを導入をしたため、ハワイのセラピストはボディワーク系の基礎的な知識と技術をもっています。ライセンスを取得することなく日本でロミロミの施術を行なっている方々に関しては、これはアロマ療法の範囲といえるでしょう。

「マッサージセラピー（マッサージ療法）」とは

日本においては「マッサージセラピー」がようやく紹介され始めたところですが、アメリカでのこの

「マッサージセラピー（マッサージ療法）」の範囲は、日本の「リラクゼーション」よりもはるかに幅広いものです。具体的にいうと「リラクゼーション、スポーツマッサージ、リハビリテーション、医療」がすべて合わさった範囲がＮＹのマッサージセラピーなのです。これはリング医師によって古典的なオイルマッサージの手法に体操やリハビリ、医療効果が持ち込まれたことを思い出していただければ納得できるでしょう。

ＮＹのマッサージセラピー（マッサージ療法）の医療としての部分について簡単にご紹介しましょう。

スウェディッシュ・インスティテュートのマッサージセラピー学科の最終学期のインターンシップの授業では、大学内にあるマッサージ・クリニックで数ヶ月間の実習が義務づけられています。担当教授の指導のもとに、担当したクライアントの身体の状況を把握して施術プランをつくって提供し、４ヶ月間、セラピストとしてマッサージセラピーの効果をどのように発揮するかを学ぶのです。このクリニックは、ＮＹ市民の中でも特に低所得者を対象として運営され、地域へも貢献しています。

もうひとつ学院の外での課外実習として、市内の病院で医師、看護師、病院勤務者（まずは医療従事者の方をサポートします）への施術を提供し、その後、私は癌やＨＩＶ患者の方を担当しました。

スウェディッシュ・インスティテュートの教授陣は素晴らしく、もちろん全員、マッサージ・セラピストのライセンスを保有していますが、それだけでなく、医師、看護師、薬剤師、精神科医、サイコセラピスト、カイロプラクター、リハビリテーション医師、スポーツトレーナー、パーソナルトレーナー、指圧師・鍼灸師などの前職を合わせ持つ先生が多くいます。私の病理学の教授の１人が医師だった方なので、なぜマッサージ・セラピストになったのか聞いてみました。彼自身が軽い慢性の肺疾患の症状をもっており、病院で医師として働きながらも予防医学の必要性と有効性について興味をもち、マッサージ・セラピストに転職したということでした。

スクールの最終学期の授業では、「病理学」によって、それまで学んだ人体と病気に関する知識がひとつになります。そこでようやく、クライアントの身体的状況を医学的視点から理解して、マッサージセラピーで何が提供できるのかを明らかにしたプランをつくり、施術を行なえるのです。ここでは怪我や事故の手術後の回復のためのリハビリテーションの一環としてのマッサージセラピーの役割についても学びます。

スポーツマッサージには、プリスポーツ（競技前に筋肉を興奮させて準備を促すもの）と、ポストスポーツ（競技後の筋肉の興奮を静め疲労を回復するリラクゼーションのためのもの）があります。日本の「スポーツアロマ」は、アロママッサージをリラクゼーションの目的でスポーツ選手などに用いるものです（Aromatherapy for sports and fitness：スポーツやフィットネスのためのアロマセラピー）。手法そのものはソフトタッチのアロママッサージで、ボディワーク系のダイナミックなスポーツマッサージとは異なります。

私の学生時代の先生方には、ヤンキースやテニスのUSオープンと契約して働いていた方々もいますし、ブロードウェイやリンカーンセンターのダンサーたちをクライアントとして、怪我の治療・リハビリテーション・日常的な身体のケアを提供する目的で働いていた方々もいます。彼らが提供するのは、マッサージセラピーとしてのスポーツマッサージです。

日本でのスポーツマッサージは、セラピストではなく、主にスポーツトレーナーやパーソナルトレーナーが行なっており、体育大学や鍼灸や指圧学校を卒業された方々が中心のようです。

その他には、マニュアル・リンパドリネージュ（あるいはリンパティック・ドリネージュ）、トリガーポイント、筋筋膜療法（マイオファッシャル・リリーステクニック）、プリネイタル（妊娠中の）マッサージ、ベビーマッサージなどもマッサージセラピーに含まれます。

癌や糖尿病などの生活習慣病や免疫系の改善のためにはマニュアル・リンパドリネージュが効果的ですし、筋骨格系の姿勢の矯正やアメリカで増えている慢性疲労症候群などには筋筋膜療法（マイオファッシャル・リリーステクニック）が有効です。また、保育器に入った未熟児の発育を促すベビーマッサージ、ＡＤＨＤなどの児童の精神状態を安定させるためのマッサージセラピーなども需要は高まっています。

また、アメリカは日本のように国民健康保険が整っていないため、アメリカで病気になると日本とは比較にならない莫大な費用が発生します。このような状況も、アメリカ国民の間ではエクササイズやヨガをしたりマッサージセラピーなどを積極的に利用して、年齢を重ねても病気にならず健康に過ごすことへの意識が高まっている理由です。

これらのマッサージはベースオイルだけで行なうこともできますし、アロマの効果を付加したい場合にはアロマオイルを使用します。しかし、この場合にもマッサージセラピーの理論や目的にそったストローク、テクニックを用いるという点で、芳香療法としての「アロママッサージ」とは異なります。ですから、たとえば「アロマオイルを使ったリンパドリネージュ」のような言い方をするのが正解です。

アロマセラピストには「解剖生理学」、マッサージ・セラピストには「筋解剖学」

日本では、ソフトタッチのアロママッサージを学んだ方が、手や腕の力で無理に強い圧をつくりだして仕事を続けていることがよく見られます。これがセラピストの間で職業病が蔓延している理由のひとつです（第4章を参照）。また、身体の症状をすべて皮膚や解剖生理学で説明しようとする姿勢も多く見られます。

オイルマッサージにおいて解剖生理学が中心になるのは、「皮膚」をターゲットとしているエステティック系やアロマ療法系の施術の場合です。マッサージセラピーに属するボディワーク系オイルマッサージの場合は、ターゲットが身体の深部の筋肉などですから、「筋解剖学」つまり、人体構造学を基本とした「骨学・筋肉学・神経学」なのです。日本の大半のセラピストは、解剖生理学や、筋解剖学であっても初歩的な筋肉の勉強をするだけなので、強靭で立体的な筋肉の構造や働きに対する理解が乏しく、実技においても手や腕の力だけで「どうにかできる」と考えてしまうようです。また、アロマセラピストなのに、筋骨格系の症状である肩こりや腰痛などに対応しようとして、自分の専門が不明確なまま働いている人が多いようです。

マッサージセラピーで中心となる筋肉の作用（関節を動かす方向）は、起始部と停止部の詳細を知ることで完全に説明がつきますし、クライアントの姿勢を観察すれば、どの筋肉・どの付着部に緊張があるのかを正確に理解することが可能です。同時に、触診でどの筋肉の、どの付着部に緊張があるかを探り出すことで、より効果的な施術が可能になるのです。本格的なボディトリートメントでは、硬い部分を強く押せばいいというものではなく、なぜその箇所に緊張があるのかを理解し、その緊張に有効なストロークを選んで緩和することが求められるのです。

エステティック系・アロマ療法系・ボディワーク系という、それぞれのオイルマッサージの種類・特徴・目的と、そのためにつくられた手法・技術を混同せずに、きちんとした仕事の仕方をしていれば、決して身体を痛めることはありません。「ボディメカニクス（身体の構造と力学にそって、身体を痛めることなく安定した圧をつくりだすための理論）」については第4章で詳述しますが、セラピストのみなさんすべてが健康で幸せであるように、これはしっかりとお伝えしていきたいと思います。私のスクールでも、ボディメカニクスを身につけることで、施術による身体の故障から回復して卒業していく生徒が毎年多くいます。

クライアントの身体をケアする前に、まずは自分の身体が大切です。もし、身体に痛みがあったり、筋肉が過度に緊張した状態で頑張って仕事をしている方がいたら、少し立ち止まって、まず、自分に「ありがとうね」と言ってあげてください。それから、自分の身体に向き合ってセルフケアを習慣化し、自分の目指す方向性に沿った仕事の仕方に転向しましょう。

ボディワーク系オイルマッサージの専門家「マッサージ・セラピスト」の特性

エステティシャンやアロマセラピストが身体の表面の「皮膚」をターゲットとして、「決まった型のあるソフトタッチ」を用いるのに対して、マッサージ・セラピストは、身体の深部の「筋肉・腱・靭帯・筋筋膜」などをターゲットとして、より医学的・専門的な「決まった型のないディープティシュー」を用いるのが、両者の最大の違いです。

これらの2つのグループは、一見すると同じようなオイルマッサージに見えますが、ターゲットとする身体の部分に大きな違いがあるため、つくりだす圧の深さも違い、その知識やストロークのテクニック、施術時の身体の使い方も全く違います。

しかし日本のセラピストの間ではこの分類がほとんど理解されていないため、これらが混同されたテクニックが生み出されてしまい、職業病が生まれやすくなっています。また、専門的なセラピストの「常識(Common Knowledge)」が浸透していないので、いつまでも自己流の解釈が続き、専門的な理解をもつセラピストが育ちにくい環境をつくりだしています。

日本でこのような誤解がなくならない第一の理由は、専門的なボディワーク系マッサージを海外留学して学んで日本で提供している先生方や、そうした先生方から学んだ生徒さんたちの数が圧倒的に少ないことがあげられます。そのため、ディープティシューを「ただの強押し」と誤解して、エフルラージュや初歩的なペトリサージュだけで強い圧をつくればいいと勘違いしている方が多いのです。

これは日本だけでなくヨーロッパでも似たような状況でした。アイルランド、イギリス、フランス、イタリアへ行った際に、きちんと名の通ったサロンでボディワーク系ディプティシューができるセラピストを指名して施術を受けてみましたが、それらも日本と似たような状況で、その技術は初歩的なスウェディッシュ・マッサージ程度のものでした。

第二の理由は、日本ではディープティシューの名前だけを使って、多くのサロンでそれを真似ただけのものが数多く出回っていることがあげられます。リサーチのために東京圏内のサロンで施術を受けるとその事実がよくわかります。

具体的に、ひとつ例をあげましょう。ある時、私は重たい荷物を持ちながら1日歩いてヘトヘトに疲れてしまったことがありました。何よりも左足に緊張による違和感が出ていました。私は中学の時、学校指定の鞄を左肩から斜めにたすき掛けにして徒歩で学校に通っていたことで、わずながら右の骨盤（腸骨）を上にあげ内旋させる癖があります。ヨガやストレッチをするようになって改善していますが、この日は荷物を持ちながら多くの用事をすませたために、左足に緊張が出てしまいました。

身体の違和感はなるべくその日に解消するように心がけているので、信頼できる大手サロンに入り、ディープティシューができるセラピストがいることを確認し指名して、筋肉学の名称を用いて具体的に私の足の状況を説明しました。少しでも早くその違和感から解放されたかったのです。彼女は「わかりました」

と言って施術を始めましたが、主訴の部分は5分位で終わってしまいました。私は「今日は下半身だけに集中してほしい。しっかり緊張を解消したいので、もし部位がよくわからない場合は聞いてくださいね」と再度お願いしました。しかし、大雑把にその近辺を圧の強いエフルラージュで施術するだけで終了し、最後に「すごく緊張してますね。むくみですね」と言われました。

これは、ディープティシューのテクニックを真似ているだけで、実際には、ソフトタッチに腕で力を入れているだけなので筋肉まで圧が届いていない、そして、セラピスト自身もそれに気づいていない、という顕著な例です。こうしたことは日本ではよく体験します。またエステティック系やアロママッサージ系のサロンで施術を受けると、ほぼ１００％の場合、筋肉の緊張をすべて「むくみ」で説明されてしまいます。こうした間違いがなくならないのは、筋肉の問題を、皮膚にまつわる解剖生理学の知識だけで理解し説明ようとするためです。「筋肉が緊張していますね」と言いながら、筋肉ではなく皮膚にしか届かない圧で施術していることに気がついていないセラピストが多いのです。リラクゼーションの専門性を確立するには、サロンのオーナーやセラピストのみなさんの理解や協力と改善が必要であり、そうした努力は必ず私たち全員に良い結果となって返ってくるでしょう。

私はそのセラピストに、正直に自分の感想を伝えしました。かげで批判するよりも、直接ご本人にお話しすることにしているからです。その方が一生懸命に仕事をしていることはよく理解できたので、まず、そのことに対して感謝の気持ちを伝えました。そして、わからないことを聞くのは恥ずかしいことでなく、私が助言して協力し合えたらお互いより利益になったであろうこと、もしもそのお店で宣伝しているようにディープティシューのトリートメントを行なうならば、これを機に全員できちんと学ぶ姿勢をもってほしいこと。そのセラピストの方を応援する気持ちでサロンを後にしました。

アメリカでの本格的なマッサージセラピーを学ぶには、正式な大学留学が必要です。数週間や数ヶ月程度の簡単なカリキュラムではありませんし、数十名の施術レポートを提出して資格が手に入ることはありません。ですから、正式に学んで帰国し、日本で開業しているセラピストはまだ4〜5名しかおらず、その方たちから日本で学んでいる生徒たちの数もまだそう多くはありません。本物のディープティシューとは何か、マッサージセラピーの技術はどう違うのかを知りたい場合は、そうした方々から施術を受けてみてください。

私や私の生徒たちの施術を受けられた方で、それまでも長年施術を続けてこられたサロンの指導者の方が、「なぜこんなに深くまで響いてくるんですか？　私は今まで、何をやっていたんでしょうか!?」とおっしゃることがよくあります。その時の彼女たちの顔は輝いていて、次に耳にするのは、「私もこのような施術ができるようになりたい」「長く仕事をしていてマンネリ化していたけれど、もっと勉強したい」という言葉です。その方たちの情熱を感じると私も嬉しくなります。「なりたかった自分になるのに、決して遅いことはない」（It is never too late to be what you might have been.〔ジョージ・エリオット〕）。いつでも、何歳になっても、変化はつくりだせるのです。気づいた時がベスト・タイミングです。

北米では、ボディワーク系のオイルマッサージが普及し、さらに専門的で医学的な手法としての「マッサージセラピー」に進化しました。次に、日本でまだあまり知られていないその現代の歴史と、マッサージセラピーがアメリカで認められた経緯と、それが最も進んでいる都市のひとつであるＮＹの状況をお伝えしましょう。

マッサージ・セラピストは「タッチの効能」「オイルマッサージの効能」のプロ

１９９０年はじめ、アメリカで、マッサージセラピーがストレス解消とリラクゼーションに役立つと認められました。医学雑誌「New England Journal of Medicine」のリサーチでは、アメリカ人の34％が代替療法を用いていると答え、その中でもマッサージセラピーはトップにあげられています。またこのリサーチでは、マッサージセラピーが病気の予防や慢性的症状を和らげるためにも使われていることも明らかにされました。保険がカバーしないにも関わらず、代替療法の関心の高さについて知ったアメリカ政府は、１９９８年に統合医療および代替医療国立センター「ＮＣＣＡＭ」(National Center for Complementary and Alternative Medicine）を立ち上げ、調査しながら、このマッサージセラピーという専門分野の人材育成にのりだしました。マッサージセラピーへの高い意識と愛情で業界をリードし続けてきたＮＹ州は、マッサージ・セラピストの活躍の場があらゆる分野に広がっています。先にも少し説明しましたが、病院、クリニック、リハビリテーションセンター、終末医療や緩和ケアセンター、介護施設、カイロプラクティク・オフィス、理学療法センター、マッサージセラピーオフィスなどに加え、一般のサロンやスパでも働くためにはマッサージ・セラピストの資格が必要です。

この背景には、私の母校でもあり「マッサージセラピー界のハーバード大学」と称されるスウェディッシュ・インスティテュートの存在があります。ＮＹ市のマンハッタンに位置し、１９１６年に開校したアメリカで最も古く歴史のあるマッサージセラピーのこのスクールは、優れた教師陣を迎えアメリカ全土のマッサージ界をリードするべく、進んだ教育方針によって多くの生徒を育成しています。また、同行に設けられたマッサージ・クリニックによって地域社会への貢献も高い評価を得ており、マッサージ・セラピストの社会的地位を確立するために惜しみない努力を続けてきました。

私が スウェディッシュ・インスティテュート の生徒だった２００1年9月11日には、忘れもしない同時多発テロがありました。この直後、同校が率先してマッサージ・セラピスト&鍼灸師のボランティアチームを立ち上げ、24時間働き続けるＮＹ市警察官や消防士に現場付近の教会で施術を提供し続けました。この活動は1年にも及び、ホワイトハウスから表彰されました。

これらのマッサージ・セラピストの中には、自身がＨＩＶウィルスに感染したことをきっかけに、ＨＩＶ患者だけを対象にマッサージを提供しているセラピストや、刑務所の中で他の受刑者のケアと気づきのための施術を提供している、自らも受刑者のセラピストもいます。イラク戦争のキャンプ地で自分も現地で闘いながら、一緒に現地に派遣された兵士たちにマッサージを提供するセラピストもいます。そして、それがどんな種類のマッサージでも、たとえボランティアであっても、ライセンス保有者でなければ提供できません。

それほどＮＹでは身体に触れる仕事への意識が高く、同時に具体的な責任も求められるからです。ヘルスケア・プロフェッショナルとして社会に貢献する意識や在り方が求められているのです。一人ひとりが自立して確実に提供できる専門知識と技術があり、どのような予測不可能な状況にも適切な判断が下せるようなセラピストでなければ、就職もできないしボランティアにさえ参加できないということなのです。

私はアメリカや世界各地で、あらゆるボディワークを受けてきました。マッサージセラピーはもちろん、ロルフィング、筋筋膜療法、クラニオセイクラル・テクニック、プリネイタル（妊婦への）マッサージ、アレクサンダー・テクニック、フェルデンクライス、リンパドリネージュ、トリガーポイント療法、タイマッサージ、ロミロミ、アーユルベーダ・マッサージ、バリ・マッサージ、各種エネルギーワークなど、全部あげればきりがありません。

ＮＹではマッサージに関するいかなる施術を提供するにも、まずは正式な認定校でマッサージセラピーを学び、卒業後にライセンスを取得しなければなりません。そのうえで、これら個別のテクニックを加えて専門性を高めて、プロとしての充実したケアを実現していきます。ですから、一般のサロンやスパであっても質の高いトリートメントを安心して受けることができます。

日本ではオイルマッサージの資格があいまいなために、基本的なマッサージセラピーの勉強なしに本格的なボディトリートメントをしている方が大半ですが、これは日本の法律では問題ありません。しかし、それを専門的な視点から見ると、土台のない上に家だけ建てているような印象がするのも事実です。

ただ、現在、日本で見られる手法の中で、ひとつだけこの例外があります。ボーダー式マニュアル・リンパドリネージュは日本においてもとても専門的な手法として伝わったようです。リンパに関するトリートメントだけに集中するのであればこの手法だけで成立しますから、ディープティシューの作業と混同しない限り、これだけで独立した手法として専門的な仕事をするのは可能です。これはボーダー式マニュアル・リンパドリネージュを輸入し、医学的な手法で実践している方々のご尽力だと思います。

これに対して、一般的にリンパ・マッサージと呼ばれている手法は、その根拠があいまいなように感じます。リンパに対して働きかけるならば、「マッサージ」ではなく「ドリネージュ（流す）」が正しいアプローチだからです。リンパ液は皮膚のごく表面を血液よりもゆっくりと流れますから、リンパ液の流れを回復することに目的をおくならば、アロママッサージよりもさらにソフトなタッチで、リンパの流れと同じゆっくりとしたスピードで施術することが求められます。もちろん通常のオイルマッサージでもある程度リンパ液の流れは回復しますが、リンパに関する深刻な特定の症状には、リンパドリネージュが最も有効です。

NY州政府認定のライセンス試験に合格後、アメリカ国籍をもたない私は、グリーンカードかそれに準ずる資格をもつまではライセンス（公認）は政府に保持されますが、正式な教育を受けNY州政府認定の試験に合格したことでサーティファイド（認定）は与えられました。しかし、これは日本の法律とは関係ありませんから、日本では、施術を始めたばかりのセラピストの方たちとも立場の違いはありませんし、私もリラクゼーションの範囲内での仕事しか行なうことはできません。そして、また、日本での「リラクゼーション」とは、国家資格を保有する按摩マッサージ指圧師に比較して「アマチュア」という意味があることも知りました。

正直に申し上げると、帰国した当時は、これは私にとって、とても苦しいことでした。わざわざ海外留学までして、外国人として英語やラテン語（医学用語）に苦労しながら学んだことは無駄だったのかと思ったこともありました。すべてを失ったような気さえしました。

しかし、そこで思い出したのは「自分の価値は、自分で決める」ということでした。たとえ、まだ日本ではマッサージセラピーが知られていなくても、法律上で立場が認められなくても、これまで学んだことは私の中に息づいています。自分自身を信頼し、誇りをもってリラクゼーションの分野で仕事をすればいいのだと思いました。クライアントの身体に触れるという大切な仕事である以上、セラピストとして医学的かつ専門的な知識と技術を学び続けることは重要です。専門的なマッサージセラピーの施術は、これまでのリラクゼーションの手技の決まった施術とは全く違う味わいと結果を生み、クライアントに深い満足を与えていくに違いないと思いました。私は10年近く離れていた日本に戻り、クライアントが全くゼロの状態から始まりましたが、「リラクゼーション」という言葉の真の意味を求め、その専門性を高めながら、この分野の開拓と発展に貢献しようと決心しました。

第3章

手技とマニュアルからの脱皮

マニュアルによる施術：「型の決まった手技」の利点と問題点

型の決まった手技のような、マニュアル化された施術は教える側・教わる側の双方にとても便利です。マニュアルがあると、誰にでも・同じことを・確実に・伝える、ことができますし、教わる側も「型」を習得することで最低限必要な作業の内容を把握しやすく、短期間で実践の場に出やすくなるでしょう。経験を積んだ誰かが退職してしまっても、次のリーダーになる人が困ることはなく、これは経営者の方にとっては何より大切なことでしょう。また、トリートメントの内容やセラピストの技術レベルを一定に保ちやすく、クライアントはいつ来店しても同じクオリティの施術を受けることができます。

マニュアルは手技だけに留まるものではなく、接客やお店の運営にも欠かせません。まして、多店舗展開するお店にとっては優れたマニュアルこそが経営の命綱となるでしょう。そういう意味では、マニュアルや、型や手順の決まった手技はセラピストや経営者の方にとっては安心をもたらす頼れる存在です。

それでは、マニュアルの問題点に目を向けてみましょう。ここ数年、私は東京近郊を中心に多くの店で施術を受け、リサーチを続けています。「セラピストとしての知識・技術・存在感・ビジネス的な接客とセラピストの対応との違いを理解しているか否か」という評価基準です。

そこでわかったことは、ごく少数を除いて、日本ではマニュアルに頼りすぎる傾向が強いことです。「きっと誰に対しても、丁寧ではあるけれど形の決まった接客対応や施術なのだろう」と感じられ、「クライアント自身をきちんと見ていない」「クライアントが何を求めているのか把握していない」と感じます。

また、セラピストとの繋がりが感じられないことも多くありました。つまり、「クライアント自身をきちんと受け止める」という理解がないために、マニュアルにそった「丁寧な接客」になってしまうのでしょう。そして決まった型を用いる施術は、その日の身体の状態にぴったりとくる本格的なボディトリートメントを求めている私にとっては、どうしても物足りません。時に手の感触がとても優れているセラピストに出会うこともありますが、それだけでは満足には至らないのです。

次に、型の決まった手技の問題点とは何でしょうか。これは主に、知識・技術面と身体面について、5つあります。

知識・技術面

①セラピストが施術を「型」のある方法でしか理解できなくなり、固定化された施術しかできなくなる。

②「型」のある施術では限定された知識や技術しか必要ないために、セラピストとしての成長が止まりやすい。施術へのクリエイティブな発想や感性が失われていく。

③成長のため何か学ぼうと思った時にも、別の「型」のある手法を選びやすく、結局は多くの違う「型」の施術のコレクションが増えるだけで、セラピストとしての専門性を高めていくことには結びつかない。ま

た、こうなると考え方や思考も固定化しやすくなり柔軟性を失ってしまう。

④個々のクライアントの身体に合わせて施術が行なえるような専門的な仕事はできなくなる。

身体面

⑤日本においては型の決まった手技によって職業病が手渡されてしまっているため、セラピストが仕事で疲れやすくなり身体を痛めやすい状況にある。これは、手技そのものが悪いわけではなく、手技の型の「開発の方法」の問題である。「圧を強くしてほしい」というクライアントのリクエストに応えるため、もともとはソフトタッチのはずのエステやアロマの施術の身体の使い方のままで、ただ腕や手に力を入れるような間違ったボディメカニクスが手技の型によって継承されてしまい、職業病がどんどん増えている。

初心者には、型の決まった手技は役に立ち、とても便利なものです。しかし、ある程度仕事に慣れてきてさらなる成長を目指そうとすると、いつかそれが足かせになる時がくるでしょう。Aの型→Bの型→Cの型と技術を上げていく方法があるかも知れませんが、それは小さな枠を少しずつ広げるような方法です。もし、あなたが「一生セラピストを続けたい」「本物のセラピストとして仕事をしたい」と本気で考えるのならば、一番早い方法は「型の決まった手技からの脱皮」です。型の決まった手技を使わない施術のためには、もちろん、専門的な勉強が必要です。しかし、それは難しいことではありません。

仕事を続けながらでも、せめて1年間、きちんとしたカリキュラムのあるスクールでしっかり勉強してみてください。その1年後、きっと、あなたは見違えるような自信に満ちた自分を発見されることでしょう。

そして、次に改革が必要なのはサロンの店長やオーナーの方々でしょう。子供がのびのびと成長して親の価値観を越えてしまった時に、親にも新しい成長が必要になるのと同じように、管理者・経営者も新しい発想にきりかえる時期がやってきます。セラピストが成長すると、経営者に都合のいい方法でセラピストを制限できなくなるからです。

私のスクールの生徒で、レベル1クラス終了後に就職活動をしたら、「お店のイメージが統一しにくくなるから、個別のトリートメントはしないでほしい。お店の型の手技だけやってくれればいい」と言われた方が多くいます。彼女たちを雇ったのは、オイルマッサージの技術が高いからだと認めたそうですが、それならばお店の手技の型に制限するのは理にかないません。

日本のサロン経営者やトレーナーは、まず型をつくりその中でセラピストを育てるような方法をずっと続けてきたので、それ以外のやり方がイメージしにくいのかも知れません。しかし、マッサージサロンで最も大切なのはヒューマン・リソース、つまり優れた人材を育てることです。そして、そのひとつの答えになる方向性がNYにはあります。

NYのサロンでは、チャイナタウンなどの特殊な場所を除いて、専門的なマッサージセラピーを学んでライセンスをもったセラピストだけが働いていますから、どのお店にも手技の型はありません。そもそも日本にあるような「型の決まった手技」という概念が存在しないのです。もちろん、スクールでは60分をどのように有効に使うかという初歩的な例を教えますが、それは学生の時の練習用であって、いざ就職してからはすべてクライアントに合わせて毎回違うプランをつくります。

サロンのオーナーたちは、実力のあるセラピストを集めてお店のクオリティと評判を高めていきます。NYではチップがお給料に加算されることで大きく差がつきますし、セラピストも、みんなしっかりと健全に競争します。実力がなければ指名が少なくなりますし、チップの額も減って基本給も上がりません。そのような環境だからこそ、みなが実力を競い合い、磨き合っていくのです。それは「健全な競争」であって、お互いがサポートし、成長し、自立した感覚を持ち合わせていますから、経営者はそうしたセラピストらよりも器が大きくなる必要があります。これは、自分の責任や能力がきちんと反映され、その結果を明確に受け止めるセラピストと経営者が一緒に成長していくような、素晴らしい方向を示しているように思います。

「違う意見を聴く力」を育てる

「お店の手技の型で身体を痛めたので、疑問を投げかけたら先輩や上司に却下されてしまった」。

このような相談をよく受けます。その手技の型はそのサロンの店長やトレーナーの方が苦労しながら工夫してつくったものに違いありません。そこにたくさんの愛情も注がれたことでしょう。しかし、「手技の型」に完全なものはありません。新しい知識や技術によってどんどん改良点が見つかるでしょう。

日本のオイルマッサージのセラピストに職業病が多いことや、その原因と対応策については第4章でお話ししますが、これには手技の型が大きく関わっています。以前、私は3～5年のキャリアのオイルマッサージのセラピストたちにアンケートをとったことがあります。日本の現状を把握したかったからです。その中で、お店の手技による身体の故障を訴えた時の店長・トレーナー・上司や先輩の反応で最も多かったのが、

・「身体を痛めてこそ、一人前ね」
・「私も先輩たちもそうやって苦労したの。あなたも頑張ってね」
・「身体を痛めるくらい一生懸命に仕事をして、クライアントに奉仕しているから満足よ」
・「技術が足りないからそうなるの、もっと練習して」
・「うちは、これでずっとやってきたから」
・「お客さまはこの決まった手技が気持ちいいの」

などです。

これらの反応には、セラピストの現状を把握し、対応しようという姿勢が見られません。「手技の型」は、つくった人にとっては自分の経験をすべて注ぎ込んだものですから、それに疑問を投げかけられたら防衛したくなるのは当然のことでしょう。しかしその後は自分自身とは切り離した客観的な態度で判断していくこ

とが大切なように思います。私も教える立場にあって、アシスタントや生徒から疑問や提案の声、時には、私の間違いの指摘をされることもあります。その時に私は「彼女たちこそが、私に必要な成長の課題をもってきてくれる」と感じて、耳を傾ける練習をしています。

私もそうですが、教える側や人の上にたつ立場になると、自分自身の成長に必要なものを見過ごしやすくなります。もし、彼女たちの疑問や提案にはじめから耳を貸さないとすれば、それは自分の成長を自分で止めているということになります。あるいは、その店長やトレーナーの方たちは日々の仕事に一生懸命なあまり忙しすぎて、この問題について考える余裕がなかっただけなのかも知れません。だとしたら、今が最善のチャンスです。

もしも、あなたのサロンのセラピストの身体に問題が見られたら、早急にみんなで話し合って解決策を探すことをお勧めします。現場のセラピストの方が身体を痛めずに仕事ができる環境をつくることで、サロンの利益も大きくなるはずです。

ルールは場所によっても、時代や状況によって変わる可能性が常にあります。昨日まで常識だったことが、今日には通用しなくなるかも知れません。そんな時に自分でしっかりと考えて判断できる力を育てることが大切です。

上司や先輩が決まった考えやマニュアルに頼る習慣に慣れてしまうと、スタッフも問いかける力を失い、ただ理由もわからず人についていくような性質になってしまうでしょう。上下関係に捕われず、お互いにプロのセラピストとしてフェアな関係を築き、尊重し合って学んでいきたいものです。

型やマニュアルからの解放

決まった型のないオイルマッサージが発達したアメリカでは、「型を破って自分の独自性を表現する」ことが好きな国民性のため、もともと「型」という概念が全然フィットしなかったのでしょう。様々な歴史や宗教観の人種が集まったこの国には、そもそも、みんなに通じる基準や常識などというものがなかったので、それぞれの違いを学びながら・認め合い、その基準（ルール）さえも自分たちで合意しながらつくってきた歴史があります。州によって全く法律が違うのもそのためです。マッサージに関しても人種によって骨格や体型、筋肉や皮膚の質感の違いが著しく、「型の決まった手技」では役に立ちません。だからこそ、型に頼らずに個々のクライアントの違いに合わせてきちんとアレンジできる専門的なボディのトリートメントが求められて発達したのです。

一方、日本人は、「型」の中に意味を見いだし、その型を学ぶことで心を深めていく独特の精神性があります。これはとても素晴らしい文化であり国民的気質でもあります。しかしながら、「型にはまりやすい」「型に頼らないと何もできない」性質も強く見られます。「自由にやっていいですよ」と言われると、逆に何をしていいのか困ってしまい、「こうしてください」と言われると安心してその中でベストを尽くせる日本人の性質に表れています。

日本人の仕事への自意識と真面目さ、高いクオリティは世界中で評価され「Japan Quality（日本品質）」という言葉までできました。しかし、今の時代、日本人の性質の弱点が明らかになってきてもいます。自分たちだけにわかる基準で考えを共有し商品づくりを続ける「閉じたガラパゴス的な感覚」によって、逆に、その良い部分が開花されにくく、また外にも評価されにくくなりつつあるように思うのです。「型」や「マニュアル」に頼る安心感から自分を解放して、自由なのびのびした感性を培うことが、これからの時代の可能性を開くのではないでしょうか。章末のコラム（91ページ）は、その必要性を如実に表しているように思います。

日本のサロンにおけるボディメカニクスの導入例

ある時、私はアロマアッサージのサロンとして先駆的な企業から、セラピスト研修を依頼されました。この企業は東京に多くのサロンを展開し、どこも素晴らしいクオリティを保っておられます。「セラピスト」誌の私の連載記事をご覧になったトレーナーの方からご連絡があり、1年間で4回の研修によって現状の改善を試みることになりました。

まず第一に行なったのは、セラピストのボディメカニクスの改善でした。その企業ではオーガニック・アロマの効果を高めるために「包み込むような」ソフトなタッチを大切にしているのですが、そのために前にかがみ込み腰痛のもとになる姿勢や、手首や指の使い方で腕や指に痛みを感じている方も見られました。セラピストたちの誠実で一生懸命な姿が印象的ですが、１日の終わりには疲れてしまうという方も多くいました。

話し合いを重ねた結果、私も協力してトレーナーと一緒に「身体を痛めないような、きちんとボディメカニクスを取り入れた手技の型」を一緒に開発することになりました。トレーナーからその企業ブランドやコンセプト、その企業のセラピストが大切にしたいことをお聞きしながら、初歩的なディープティシューのテクニックを導入した手技ができあがりました。無理な姿勢や無理な力を加えずにしっかりと力強い圧がつくれるような手技になり、実際に使い始めると「身体が疲れにくくなった。前よりも仕事が楽しくなった」「施術の満足感がより高くなった。それを自分がお客様にも提供できると思うと嬉しい」という声がありました。

スタッフ研修へ向けての準備として、まずトレーナーの方への強化トレーニングでは

「すごい！　短い時間なのに受け手の身体の緊張がすごくとれた。こんなに早く緊張が緩むんですね」

「ディープティシューのテクニックって、ただ強く押せばいいのかと思っていたけれど、違うんですね」

「背中への15分の施術が30分にも感じられる満足感になりました」

「包み込むような」優しいタッチも、前よりもさらに深く包まれる感じになるとは思わなかった」

と、驚きと喜びの声が続き、私も教えてあげたいことが次々と出てきて、時間を忘れて夜まで練習が続いた

こともありました。ボディメカニクスがきちんと身体に馴染んで使いこなせるようになるには練習が必要ですが、誠実で好奇心旺盛なスタッフの取り組みには感動しました。

この企業では、ボディメカニクスを取り入れた改善によって、施術のクオリティが上がっただけでなく、セラピストの身体を大切にする企業としての取り組みに興味をもつ方が増えているとお聞きしています。これから、ますます成果が上がり企業として成長していくことをお祈りしています。

Column 1

マニュアル失敗談&疑問点——このマニュアルは誰のため？

サロンで働いていて、「このマニュアルは何のためにあるのだろう？」「お客さまのためになっていない」と思うことはありませんか？　セラピストがサロンで実際に直面したマニュアルの問題と、改善のためのポイントをご紹介します。

ケース1　体型の違いを無視したドレーピング・マニュアル

「タオルを5㎝持ち上げて、両端を20㎝折って中央をショーツにかける」という細かな指示のお店のマニュアル。これを習得するための試験まで設けられている。小柄なクライアントの時に両端を20㎝ずつ折ったら、中心にタオルがなくなってしまった。標準体型をもとに何㎝と細かく決める意味って何なの？

ケース2　豊富な種類のアロマが売りのはずなのに…

問診の時間も施術時間にカウントされるため、クライアントの体調をきちんと聞いてアロマオイルを選ぶ時間が充分にとれない。クライアントに合わせてアロマオイルをコーディネイトするのが売りの店のはずなのに、「男性はこの香りが好きだから、これを勧めてね」という「隠れマニュアル」も疑問。

ケース3 「肩こりの方」への手技マニュアルって、役に立つの？

肩こりのクライアントに、お店の「肩こり仕様」の手技で施術を行なった。しかし、肩こりといっても人によって全く違うので、それを理解せずに、ただマニュアルにそって施術するのに疑問を感じてしまった。

ケース4 男性クライアントへの対応マニュアルの不可思議

「セクハラを誘発する」という理由で、男性の場合は殿部の施術をしない決まりがある。腰痛の方の場合、殿部の筋肉が緊張しやすいから、とても重要なはず。いくら何でも、お店のリスク回避の仕方が安易すぎるのではないか？　セラピストとしてもっと専門的に対処したい。

◎マニュアルから脱却するためのポイント

①営業サービスの視点ではなく、セラピストとしての視点で自分の役割を考える。

②問題提起する力、つまり問いかける力・考える力を育てる。マニュアルがつくられた背景や意味をもう一度考えて、不合理な点があれば全員で議論して答えを出す。

③きちんとクライアントをみる。マニュアルにクライアントを押し込めるのでなく、個々のクライアントが求めているものを把握して反映できる、ゆるやかなマニュアルに変える。

第4章

職業病の現状とボディメカニクスの重要性

日本のセラピストの職業病の背景

オイルマッサージを仕事にする以上、筋肉疲労からくる身体の疲れや痛みなどの職業病はやむを得ない…そんなふうに考えている方が大勢いらっしゃるようです。エステティック系やアロマ療法系オイルマッサージの「ソフトタッチ」でボディメカニクスが取り入れられなかった理由は3つあげられます。

①スウェーデンで国民の健康増進を目的として、家庭で手軽にマッサージが行なえるように開発された手技の型がヨーロッパに広がった。それは家庭で簡単にマッサージできるようにつくられた初心者向けのもの。毎日、多くのクライアントに仕事として施術する「プロの身体の使い方」は考慮されていなかった。

②「皮膚」をターゲットとしたソフトタッチが当たり前とされていたヨーロッパのオイルマッサージでは、筋肉を緩める強い圧のための正しい手法や理論や知識は特に必要でなかった。

③エステティック系やアロマ療法では、「手技の型」という形が継承されて世界に広がり、それをもとに多種多様なテクニックが開発されるようになった。ボディメカニクスが考慮されないまま発達した「手技の

型」を修正するのが、今では難しくなっている。

ヨーロッパではソフトタッチの施術こそがオイルマッサージだと思われていたので、職業病の問題は起こりませんでした。一方、日本もオイルマッサージが輸入された当初は、基本的なエステティックの施術で充分でしたが、クライアントの層が広がるにつれ、指圧などの強い圧に慣れている人からは「もっと圧を強くしてほしい」という要望が聞かれるようになったようです。セラピストは、腕や手の力で圧を強くすることでクライアントの満足感を高めようと、一生懸命、施術してきたのだと思います。私も同じ立場にあれば、きっとそのようにしていたと思います。

そのような施術を続けた結果、多くのセラピストの方が、指・手首の腱鞘炎、肘・腕の痛みや緊張、慢性の首こり・肩こり、腰痛や座骨神経痛、鼡径部・股関節の緊張、膝の痛み、ふくらはぎ・アキレス腱の疲れや緊張、足首・足裏の緊張や痙攣、肩・指・手首・膝の筋肉の緊張のために関節の動きの際に「パキン」と小さな音がするなど、多くの症状に悩まされながら仕事をしている現状があります。特に③のように、様々に開発された「手技の型」の中に職業病を起こしやすい身体の使い方や動きが織り込まれているので、よけいに職業病の改善が難しくなっています。

オイルマッサージの職業病はこうしてつくられる

施術でよく使う筋肉の緊張はすでに職業病の第一歩であり、次のようなプロセスをたどります。

①セラピストは施術の際に、同じ身体の部位を使って、繰り返し同じ動き（repetitive motion）を行なう。それによって特定の部位の筋肉が疲労し緊張しやすくなる。

②それが積み重なると、筋肉疲労からの慢性的な緊張状態になる。

③筋肉の緊張で神経圧迫が生じて痛みが出たり、緊張した筋肉を使い続けたことで炎症などを起こしやすくなる。神経圧迫によって、筋肉に力が入りにくくなり、しびれを感じたり、弱く感じることもある。

④慢性化して痛みを感じにくくなり、筋肉の緊張も慢性化して萎縮してしまい、正常な位置を保てなくなる。萎縮した筋肉の作用方向（関節を動かす方向）にその関節を引っ張るため、周囲の他の筋肉にも緊張の連鎖が広がる。

⑤その手技の型による身体の使い方が「癖」になり、手技が変わっても同じように身体を痛めてしまう。

経験者として私のスクールに入学した生徒たちも、それまでの身体の使い方の「癖」によってできた筋肉の疲れ・緊張・萎縮によって、肘や膝がまっすぐになりにくかったり、腕がふるえたり、ストロークで前に移動する際に腰が回転したり、体重移動の際に前脚に体重がのったり、前脚の膝が内転・外転する位置になったり…といった癖がついていて、はじめの頃は正しいボディメカニクスの位置で身体が使えないことがほとんどです。これはまさに日本のセラピストの状況を表しているといえます。

こうした場合、私のスクールでは次のようにして身体を改善していきます。

①本人の筋肉の緊張状態のボディ・マップをつくって、どの筋肉がどのように緊張しているのかを自分で理解する。身体を感じるエクササイズによって、自分の身体の緊張を自分で感じ、みつける練習をする。

②緊張している筋肉の作用方向（関節を動かす方向）を特定し、緊張した筋肉にピンポイントで効果をもたらすストレッチをコーディネイトし、自宅でセルフケアする習慣をつけてもらう。

③実技の授業や個人練習の時間に、クラスメイトに各筋肉の緊張状態に合わせた有効な施術をしてもらう。

④クラス以外の時間でも互いに施術を提供し合う（スクールではクラスを越えて、先輩が後輩をサポートするシステムもある）。骨学・筋肉学を使って実際に自分やクラスメイトの身体の改善を行ない、セラピスト、クライアントとして実践的な施術の勉強を行なう。

⑤クラスの授業でも、私が個別に生徒の身体の状況を見て、有効な施術とセルフケアのアイデアを提供する。将来の怪我を防ぐためのアドバイスを提供し、正しいボディメカニクスが使える身体になるように訓練していく。ダイナミックな施術もできるような、体幹がしっかりとした身体をつくっていく。

「ただの手や腕の緊張」だと思っていたものが、すでに「職業病の一歩手前」だったと知って驚く生徒がほとんどです。しかし、このような実践的な授業によって自分も健康になり、クライアントをどう支えていくのかが理解できるようになるのです。

職業病を考える際にもうひとつ大切なことがあります。日本のオイルマッサージのセラピストのほとんどは女性です。女性は生理前後の期間中、ホルモンの作用で通常よりも関節が緩くなります。これを知らずにいつものような圧をかけて、少しずつ関節を痛めていた方もいるかもしれません。指や手首の関節が弱いと感じたり、安定しにくかったとしたら、無理をせずに代案を考えましょう。

職業病が多い日本のセラピスト

日本では多くの方が誤解していますが、ディープティシューとは「ただ力を強く入れて圧をつくる手法」のことではありません。「deep tissue（深部の細胞組織）」とは、皮膚よりもかなり深部にある筋肉、腱、靭帯、筋筋膜などを指します。つまり、ディープティシューのテクニックは、皮膚ではなく「身体の深部にアプローチするテクニック」という意味です。

ディープティシューのオイルマッサージを行なうためには、ターゲットとなる１００以上の骨格筋・腱・靭帯・筋筋膜の名称やその正確な位置と、それらが付着している骨の部位の名称（骨指標）について学び、実際に触ってそれらを探すことができる必要があります。さらに、筋肉・腱・靭帯などの身体の深部にしっかりとした安定した圧を届けるための正しい身体の使い方（ボディメカニクス）とストロークを身につけることが必要です。

日本では、ただ圧を強くしてディープティシューのテクニックを真似ているセラピストがほとんどで、そのために職業病が増えています。ソフトタッチでは問題ではなかったことが、ディープティシューの施術では大きな問題となり職業病をつくりだしてしまうのです。

これに対して、きちんとしたボディワーク系オイルマッサージのボディメカニクスは、体重を利用して圧をつくるので、強い圧をかけても身体を痛めることはありません。専門的なストロークをきちんと身につけることも重要です。この方法は、ＤＶＤ、写真や文章説明だけでは実際の施術の違いがつかみにくいために、「ソフトタッチの場合とそんなに違わない」「写真や説明どおりに、ちゃんとできている」と思われやすいようです。しかし、実際に体重がどこにのっているか・移動しているか、施術の際に不必要に・過剰に緊張している筋肉はないか、というのは写真ではわかりにくいので、これを学ぶ際には、実際にボディワーク系オイルマッサージの専門家に身体に触ってもらいながら実践的な指導を受けることをお勧めします。

私のスクールに10年以上のキャリアがあって入学した生徒でも、ボディメカニクスに基づいてエフルラージュの体重移動が正しくできるまでに1ヶ月位の練習が必要なことがあります。これは経験者に多く見られることですが、それまでの身体の使い方が癖になっていて、逆に習得に時間がかかるケースがあります。しかし、初心者・経験者を問わず「自分が身体をどのように使っているかを感じる力」、つまり、「身体感覚」が優れていれば上達も早くなります。これは逆にいうと、本格的なボディメカニクスを学ぶことで、セラピストとして必要な身体感覚が身につくということ。これまでクラスやワークショップで感じるのは、日本のセラピストたちは、身体にアプローチする職業であるにも関わらず、自分の身体の感覚には意外と鈍感な傾向があるということです。まずは、講道館柔道の創始者・嘉納治五郎さんのいう「自然体」のような、生き生きとアクティブな「目覚めた身体づくり」を楽しみましょう！　ヨガ、ピラティス、武道、スポーツ、ダンスなどを日常的に行なうことをお勧めします。

職業病を防ぐための対策

サロンのオーナーやトレーナー、あるいはセラピストにしてみれば、「これまでの経験や知識を土台に、簡単にお客さまの喜ぶ強い圧をつくりたい」と思われるのは当然のことかも知れません。しかし、セラピストの身体を職業病から守るためには、施術方法を、以下の3つのうちのひとつを選ぶことが大切です。

①型のある手技＋軽い圧：
エステティックやアロマセラピーの分野での施術。ソフトタッチの心地よさを追求し、手技を使って肌へ軽い圧でアプローチするような施術だけに徹する。

②型のある手技＋中くらいの圧：
エステティックやアロマセラピーの分野での施術。初歩的なディプティシューで中くらいの圧がかけられるように、手技にボディメカニクスを導入して職業病を予防する。

③手技に型は無し＋深く安定した圧：
ボディワーク系オイルマッサージの施術。ボディワーク系オイルマッサージのボディメカニクスとスト

ローク、専門性のある筋解剖学を学んで、安定した深い圧をつくるディープティシューの施術を行なう。

日本ではほとんどの人が型のある手技を利用していますので、「型のない施術」へのステップの前に、まずは②の「職業病のない手技の型への改善」が役に立つでしょう（詳しくは第3章の「日本のサロンにおけるボディメカニクスの導入例」88ページ参照）。人の身体に触れるこの職業に、まず求められるのは誠実さです。多くのスタッフを指導する立場にあるオーナーやトレーナーに、この問題に関して誠実な気持ちで一緒に考えてアクションを起こしてくださるようにお願いしたいと思います。また、現場のスタッフの方たちも自分の体を守るために上司ときちんと交渉することは大切です。この職業を選んだ方たちは私にとっては仲間も同然です。ですから、章末のコラム（113ページ）でご紹介するように、痛みを抱えたまま仕事をしている方が大勢いらっしゃる日本の現状に、私なりに貢献したいと思いこの提案をしています。どうか、みなさんの心に届きますように。

ボディメカニクスとは

「ボディメカニクス」とは、人体の構造を力学的に理解して、どのように身体を使うと疲れることなく、身体を痛めることなく、最も効果的な施術ができるかを説明するものです。ボディメカニクスはその人が用いるオイルマッサージの種類に左右されるものではありません。どの種類においても最も有効な身体の使い方を教えてくれるものなのです。

後に、日本でスクールを開校してから、アメリカ人と日本人の生徒を比較して気づいたのですが、アメリカ人は一般的にスポーツが好きで大人になってもジョギング、テニス、ヨガ、バスケットボール、水泳などをライフスタイルに取り入れている人が多く、身体の使い方がある程度は身についているようです。それに比べて、日本でセラピストの職業を選ぶ人たちは、身体面でのアクティブさが見られず、「身体の軸」がしっかりしていないことが見られます。そのため施術の際に身体がゆらゆらふわふわした感じになりがちで、力強い施術を行ないにくく、結果として腕や手に頼る身体の使い方になってしまうようです。ほとんどのセラピストはこのことに気づいていません。また、身体のバランスを感じる身体感覚が弱いと、身体に負担になる姿勢で作業していても気づきにくいという難点もあります。ですから、長く幸せにこの仕事を続けたいセラピストにとってはボディメカニクスは必須科目なのです。

ボディメカニクスは、それぞれのストロークについての脚・腰・肩・腕・肘・手首・指の位置や、体重のかけ方、ストロークで移動して動く時の体重移動の仕方など、ひとつひとつの位置や動きに「正解の形」があります。ボディメカニクスとは「人体の構造」に基づき、人体にとって最も無駄や負担が少なく、有効に圧をつくりだす力学的な理論です。施術の種類に関係なく、私たちが人間である限り、人間としての身体の構造をもっている限り、「ボディメカニクスの基本的な理論はひとつ」なのです。

最高のボディメカニクスをつくりあげたい！

「セラピスト」誌の連載で、日本で初めて「ボディメカニクス」という言葉や理論をご紹介した時に、編集の方を含めて読者も「聞いたことがない」「知らなかった」という方がほとんどでしたが、今ではこれがみなさんにとっての常識になりつつあるのも、私にとっては嬉しいことです。しかしながら、まだ多くの誤解もあるようです。

ある雑誌のボディメカニクスの紹介では、「身体全体を前に倒れ込むようにして体重をかける」と説明されていました。静止した写真で見ると、なるほど、そのように見えるかも知れません。しかし、前に倒れ込むと体重を支える身体の軸がなくなってしまい、下半身の力を利用できないために上半身が不安定になります。この方法では、最初だけ圧は強くなりますが、ストロークで進み始めると圧は消えていってしまうのです。また、下半身をあまり使わずに上半身だけで圧をつくって施術をすることになるので、首・肩・腕に緊張が出てくるでしょう。写真で見るのとは違ってボディメカニクスの実践は単純ではありません。

世界のマッサージセラピー・スクールでトップクラスであるスウェディッシュ・インスティテュートでさえ、ボディメカニクスに関する説明はとても簡単で基本的なものに限られていました。しかし、たった半日の授業でしたが、直感的に、私にとってこれはとても重要なものだと感じました。平均的なニューヨーカーは、とてもスリムで均整がとれた体つきをしていますが、背は高く、骨格がしっかりしていて骨が太く、筋肉に丸みがあって大きいのです。雑誌やＴＶで見ているのと、実際に間近で裸に近い肉体を前にするのとでは全く迫力が違います。そして、私はその身体に施術をするのです。

学生の頃、日本人女性である小さな私（骨も細く、筋肉量も少ない）が、大きくて筋肉量のあるアメリカ人にマッサージをし続けたら、確実に身体を壊すだろうと思いました。スクールの生徒の男女比は４：６で、実際に実技のクラスで練習が始まった時に、すでに手首を痛めそうな予感がやってきました。みんなの身体があまりに大きいので、無意識に肩や腕に力が入っていました。施術中は夢中で気がつかないのですが、実技クラスが終わってロッカールームで着替える頃には、指や手首が少しヒリヒリする感じになりました。私はロッカールームのベンチに座って自分の手をマッサージしつつ、目の前にいるクラスメイトのみんなの身体を眺めながら「あぁ、どうしたらいいのだろう」と途方に暮れました。

せっかく勉強を頑張って成績が上がっても、マッサージの技術が伴わなければ仕事にはつけません。アメリカではクライアントの意見や好みはチップに容赦なく反映され、気に入らなければチップを支払わないことでクレームするし、気に入ったら施術料金と同額やそれ以上のチップをくれる人もいます。サービス業であるレストランやワインバー、マッサージサロンなどで接客する業種では、チップによってお給料が倍以上になるかどうかの熾烈な競争があります。ですから、いいお客さんの指名を自分がとれるように努力もするし、隠さずに競争もします。同時にアメリカはマッサージによる「揉み返し」や、あいまいなドレーピングやミスコミュニケーションによるセクシャルハラスメントなど、問題が生じれば訴えられる可能性のある訴訟社会でもあります。そして、そこで勝ち残っていけなければNYでは仕事はできません。

私は真剣に考えました。せっかくNYに留学して、最高の大学の入学試験に合格し、英語やラテン語の授業にも慣れてきて、いよいよ実技…という段階で、身体を痛めたのではこれまでの努力や苦労がすべて水の泡…それは私には耐えられないことでした。かといって、痛みを抱えながら我慢して施術を行なったのでは、心に描く「最高のトリートメント」など実現しないことはわかっていました。そして、痛みを感じながら「騙し騙し」自分を犠牲にして仕事を続けたら、せっかくセラピストになっても本当には幸せになれないことも想像できました。授業で「ボディメカニクス」という理論があるということを知ったことはとても有効でしたが、その内容は私にとって十分ではありませんでした。

ボディメカニクスに取り入れらている、武道の発想と身体感覚

スクールで基本しか学べないならば、自分でどうにかするしかありません。街を歩きながら、知らず知らず道行く人たちの身体に目がいき、その人たちにマッサージする自分の手や腕のことを考えては重たい気持ちになって毎日が過ぎていきました。しかし、私は何か問題に出会った時に「困った。できない。どうしよう」というところで立ち止まらずに、「どうしたらできるようになるのか」というポイントに素早く移動し

ます。何かいい方法はないものかと考え続けた週末に、ふと思い出したのが、教授の言葉でした。「ボディメカニクスは、マッサージで身体を壊しつつあったセラピストのために、日本の空手や柔道などの武道の考え方を取り入れて開発されました…」。「これだ〜！」。武道は「最小限の力で、最大限の結果を引き出す」「小さな身体でも、相手の力を利用して、自分より大きな相手を倒す」という理論が実践されているものです。これをオイルマッサージの施術に生かす方法を考えよう！…私の心は嬉しさに踊り出しました。

様々な武道の中から、私は「シラット」というインドネシアのカンフーを習うことにしました。シラットは「相手と闘わずに、相手の力を利用して、吸収して、流す（和解する）」という手法で、オイルマッサージのボディメカニクスに利用するには最適だと感じました。アスリートのようにダイナミックでしなやかな動きで、ボディワーカーとしての体幹が鍛えられたセラピストとしての自分を思い浮かべたら、何だか嬉しくなってきました。さらにまた、これは私が求める「内なる心の平和（Inner Peace）」の感覚を実践して身につけられる最高の武道だと感じました。優しいだけでなく、セラピストとして心身共にたくましく豊かな自分をつくることが大切だと思いました。私はスクールやアルバイトの合間をぬって、週2日（1回2時間半）の練習を2年ほど続けました。

武道などやったことのない私の、はじめの練習はただ「歩く」こと。これがとても難しく、武道独特の腰の位置を低く一定に保って歩くことがなかなかできませんでした。どうしても上半身がゆらゆら動いたり、腰の高さが上下したり、緊張して呼吸を忘れてしまったり…。しかし、この体重移動が下半身を鍛えて安定した上半身の動きを可能にします。これを根気よく練習すれば、セラピストとしての力強い身体がつくれることも、オイルマッサージの長いストロークのための効果的な体重移動が見つかることも、精度の高いボディメカニクスを開発できることも実感できましたから、私は無心になって練習しました。

しかし、武道の身体の使い方そのままでは施術にはなりません。この武道の理論を実際のオイルマッサージにどのように生かすのか、それはまさに未知の理論をまるごとひとつ、つくりあげるような作業でとても興味深く、スクールやアルバイトの合間に、図や絵を描いて力学とオイルマッサージの動きとを融合させたり身体で感じたりしながら、私は精度の高いボディメカニクスをつくることに没頭しました。

そして、ただ身体を壊さない方法だけではなく、体重を有効に使って小さい身体でも大きな力(=深い圧)を疲れないでつくりだすための詳細な方法が理解できるようになりました。また、「これまで体験したことのない安定した深みのある圧」がつくれるようになり、たとえばエフルラージュでも、軽やかで優しいタッチから、赤外線のようにグーッと身体の深部まで届くようなタッチのものまで、全く違う味わいのものを自由自在につくりだせるようになったのです。また、「Inner Peace(内なる心の平和)」の実践により、どのような相手でも臆することなく、自分自身の力を信じて、対等な関係を自分から築けるようになりました。

ＢＭＳセラピーのボディメカニクスは、アメリカで一般的に教えられている初歩的なものに、このようにして武道の理論を融合して、数年かけて研究し進化させたものです。さらに、ＢＭＳマッサージセラピー・スクールで多くの生徒に教えながら、日本のセラピストが共通にもっている身体の癖や、弱点、苦手な身体の使い方、個人個人の身体の部位の形状の違いなどのデータを集め、さらに改良を重ねました。

ＢＭＳマッサージセラピー・スクールのレベル1クラスの実技のデモンストレーションで、私の施術時の姿勢が徹底してその正解の形になっていること、身体の使い方がダイナミックで力強く、そして同時に、きわめて繊細で正確であることに、生徒たちはため息をついて驚きます。そして、必ず全員の生徒が、私の施術時の圧が「それまで体験したことのない、ふわっと優しいのに、身体の深くまで届く不思議な圧」であると驚きます。これこそが、ＢＭＳセラピー特有の「身体に触れて心を開くタッチ」なのです。そして彼女たちがクラスの回を重ねるごとに、初日とは見違えるような施術を身につける様子を見ることは、私にとっても心からの喜びです。

ＢＭＳセラピーのボディメカニクスがつくる「タッチ」への世界的な評価

まだＮＹに残るか日本に帰国をして自分のメソッドを確立するのか迷っていた時のことです。世界のラグジュアリーホテルの最高峰マンダリン・オリエンタルホテルがＮＹに進出することになり、そこに開設されるスパのセラピスト募集が始まりました。後に「フォーブス」紙で5つ星スパの称号を受け「世界最高のスパ」とも称されるようになった「The SPA at マンダリン・オリエンタル ＮＹ」です。同ホテルの東京のスパとは違って、そこではＮＹ州政府公認のマッサージセラピーの大学を卒業し、州政府のマッサージ・セラピスト試験に合格した者でないと、応募さえできません。数千人を超える応募者の中から書類審査で200人が選ばれ、その中から1次面接審査を通過した60人に実技試験が行なわれました。

審査は世界の同ホテルのスパマネージャーたちが一堂に会して行なわれ、その様子はまるでブロードウェイのオーディションのようでもありました。実技の審査は、それぞれ割り当てられた担当のスパマネージャーをクライアントとして、当日のコンディションを聞いて、アセスメントとマッサージプランをまとめて説明してから実際に施術を提供するものでした。審査はホテルの客室の部屋のドアを開けた瞬間から開始され、マッサージセラピーの知識と技術、セラピストとしての存在感やクライアントへの対応の仕方などすべてにおいて観察されました。この審査で、私は外国人としてはただ1人最終審査を通過して、十数人の雇用対象に選ばれました。そして、スパ・ディレクターからは「あなたはキャリアが浅いにも関わらず、すでに素晴らしい技術とタッチをもっていることに私たちは驚いています。そしてまた、セラピストとしての素晴らしい存在感があります。今回選ばれたセラピストの中でも、私たちが一番注目している中の1人ですよ」と言ってくださいました。

世界一流のスパで働くことを考えると、私の心は踊りましたし、素晴らしいキャリアが積めることもイメージできました。しかし、その時私の心に浮かんだのは、セラピストになろうと決めた時の最初の思いでした。「マッサージで世界を平和にしたい」「身体と心の両面からサポートするメソッドをつくりたい」。結局、私は日本でBMSセラピーのメソッドを確立して仕事をすることを選びました。

この審査で評価されたことは、私が確立したストロークとタッチが素晴らしい成果を発揮したことの証拠でもあると思います。短い期間ながら、世界一流ホテルのスパマネージャーらとの出会いや交流によって学んだことは、今でも記憶に残っており、心から感謝しています。

日本のセラピストのみなさんの幸せを祈って

この本で写真と文章でお伝えできることには限界があり、ＢＭＳセラピーボディメカニクスのほんの基本しかお伝えできませんが、まずは基本の考え方を理解していただき、セラピストたちが職業病を抱えながら働き続けている状況の改善の第一歩になればと思っています。いつか、どこかで、スクールやワークショップ、あるいは企業研修などで、直接お教えできることを楽しみにしています。

また、ボディメカニクスはお店や企業としての取り組みも大切です。以前、あるホテルのスパマネージャーが相談に来られました。近年、そのスパのセラピストに職業病が増えており、保険料の支払いや福利厚生の費用が著しく上がり始めたそうです。実力があって指名率が高いセラピストほど職業病になりやすい傾向があり、何が問題なのかわからず困っているとのことでした。日本の多くのサロンでは、怪我や故障を抱えたセラピストは、我慢しながら働くか、仕事を辞めてしまうかです。そして、そのマネージャーはせっかく大切に育てたセラピストが仕事を辞めてしまうことの損失も考えて、会社として対応したいというお考えでした。理由は明らかでしたので、私はご説明してお手伝いをしました。

これは、とても現実的で賢明な対応だと感じています。これからのオイルマッサージ業界の可能性の広がりへ向けて、不安な材料に対して具体的に対応していくのは、個人であれ企業であれ大切なことです。みんなで力を合わせて取り組んでいけることを、心から願っています。

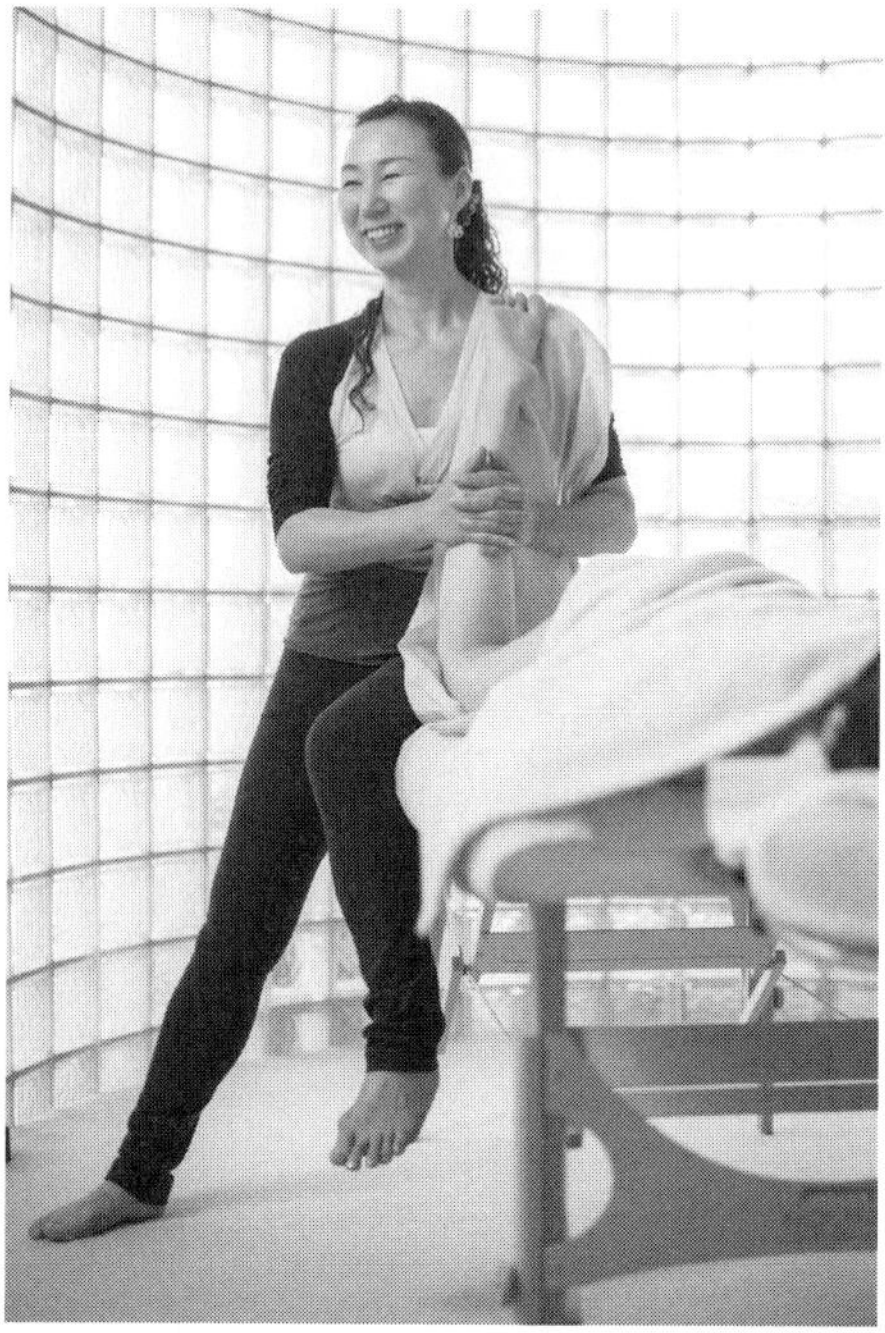

Column 2

「最近なんだか身体の調子が悪い…」セラピストが身体を壊してしまう原因は？

Aさんが前に働いていたお店では、オーナーから「この手技をやっていると腰を痛めるから、店にみんなの分のコルセットを準備しています。使ってくださいね」と言われたそうです。これと同じ話を数名の方から聞き、お店の名前を伺ったらすべて違うところでした。

オーナーの方々は、セラピストの身体のことを考えてコルセットを準備してるのですから、とても思いやりのある誠実な方々に違いありません。職業病の現状を見逃さないで対応しようと努力されているのは素晴らしいことです。しかし同時に、対処法がずれていることも指摘する必要があるでしょう。もし、本当にセラピストの身体を思うならば、コルセットを買う代わりに、その手技のどこに問題があるのかを問いかけ、必要な知識と技術を学んで手技を改善するのが最も良い方法です。

原因1　「強い圧」が好きなクライアントへの無理な圧での施術

「筋肉が硬くて強い圧しか効かない」というクライアントは、自分の身体の柔らかさも緊張も感じることができず、強い圧への中毒状態になっている可能性があります。ビジネス的な接客法であれば、「お客様の希望にそえるように、できるだけ努力する」でしょうが、ヘルスケア・プロフェッショナルとしての「セラピストとしての対応」であれば、まず、その中毒（依存）状態についてクライアントの理解を深める必要があります。そしてそれを解消するための適切な施術を行ない、ストレッチなどのセルフケアもコーディネイトします。このように、クライアントが自身の身体感覚を取り戻すための再教育もセラピストの仕事です。

原因2　手技マニュアルに従うしかなくて

手技マニュアルがある場合、ただその通りにするではなく、個々のセラピストの身体に合わせて調整することが必要です。指や手首の使い方、関節の角度を変えるだけでも負担は少なくなります。

トレーナーが手技をつくる際には、施術を受けるクライアントの気持ちよさだけでなく、提供するセラピスト側の人体構造と動きの力学を理解する必要があります。そうでなければ、身体を壊す材料をスタッフに提供することになってしまうからです。手技の開発者やトレーナーには、セラピストの身体を守る責任がありますから、一人ひとりの身体の形や強さを確認しながら、無理にならないようにすることが大切です。

原因3　男性トレーナーと女性スタッフの筋力の違い

男性トレーナーが筋力でカバーできてしまう圧でも、女性スタッフには難しいことがよくあります。女性の筋力で無理があることを、「技術不足」と解釈するのは間違いです。教える側（自分自身）も、ボディメカニクスへの認識が十分でない可能性があることを、知っている必要があります。この場合は、男性トレーナーが女性セラピストの力の加減や限界を理解し、「相手の基準で教える」ことが必要不可欠です。

原因4 指圧・整体用の台でのオイルマッサージ？

オイルトリートメントでは、自分やクライアントの身体のサイズに合わせてマッサージ台の高さを調整する必要があります。また、固定された位置からクライアントの身体に乗りかかるように身体を使う指圧や整体と違って、オイルトリートメントでは常に腰の位置を横に移動させながら流れるようなストロークを使うので、足のスタンスを長く確保するために、台からの距離が必要です。

台の高さが調節できなかったり部屋が狭すぎたりすると、確実にセラピストの腰痛の可能性が高まります。指圧や整体の治療院でオイルマッサージのセラピストを雇うならば、この点に配慮してマッサージテーブルやトリートメントルームの広さを確保してくださるようにお願いします。またセラピストのみなさんも、自分で交渉して、自分の身体は自分で守る力を身につけましょう。

ストローク1回あたりの身体へのストレスは小さなものでも、日々の繰り返しの中でその負担は蓄積していきます。職業病の原因となっていることを理解し、セラピストの身体に無理のない施術を行なえるようにしていきましょう。

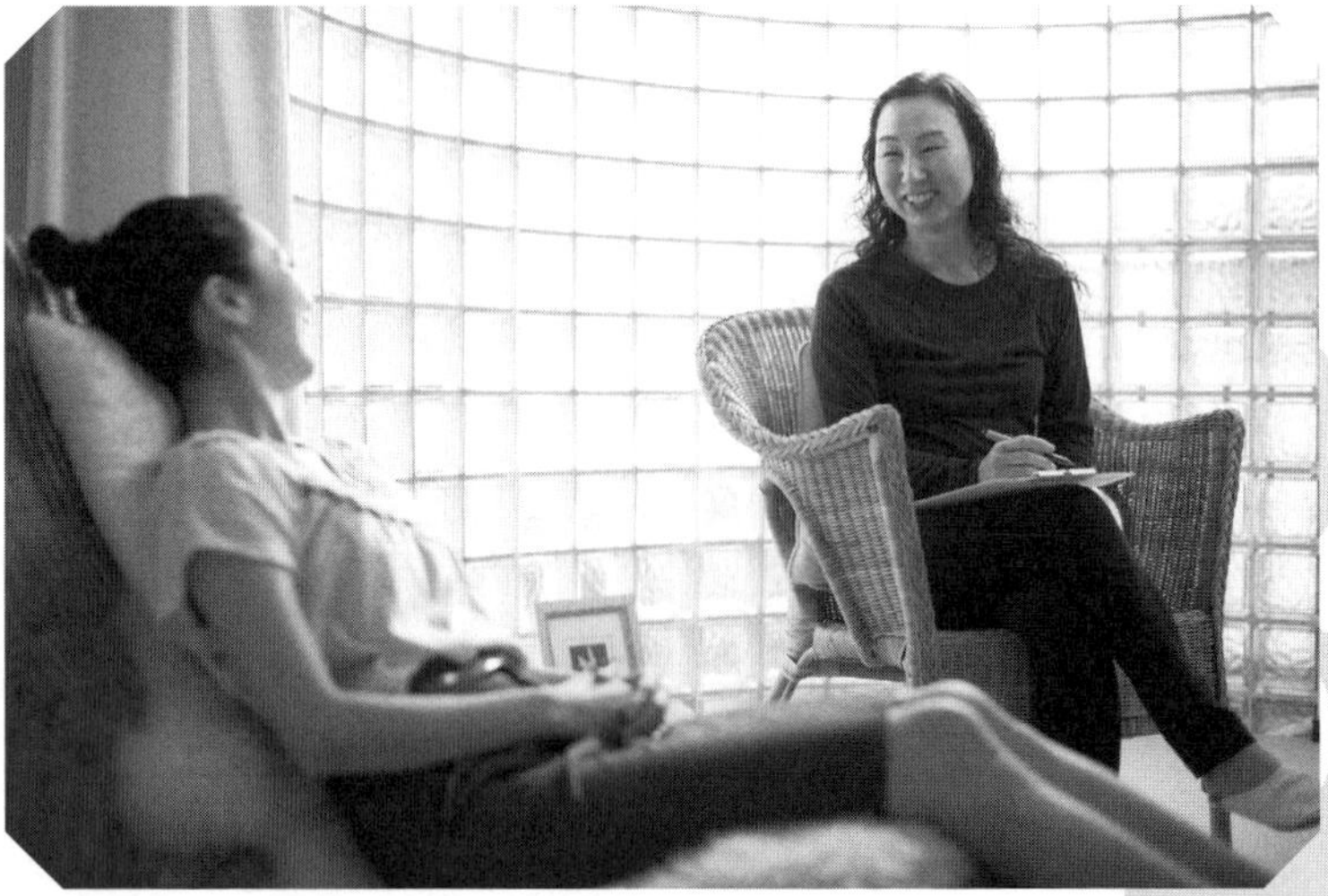

第5章

非オイルマッサージとオイルマッサージの違い

指圧マッサージが日本のオイルマッサージに与えた影響

日本においては、指圧は唯一の国家資格制度を有するマッサージとして圧倒的な地位を保ち、多くの優れた按摩マッサージ指圧師を輩出しています。オイルマッサージが「リラクゼーション」の分野にとどまる施術内容であるのに対して、指圧は「治療的効果」を発揮できる専門的なマッサージの分野として、保険などの適用も認められています。日本において、オイルマッサージの資格制度の改革を行なう必要性は感じませんが、この分野のセラピストたちがクライアントの身体に触れる職業としての自覚を高めることと、そのためのより専門的な知識と技術をもつ必要性は感じています。

つい数年前まで、長い間、日本にはボディワーク系オイルマッサージの分野の専門家がいなかったことから、リラクゼーション分野は、按摩マッサージ指圧師や鍼灸師からも様々なアドバイスを受けていたようです。実は私の弟も、指圧師として地元・福島の郡山市で開業しています。彼の患者さんに対する誠実なあたたかさは、日本の指圧師の方々に共通する素晴らしさだと思います。

ただ、東洋的マッサージの代表である指圧と、西洋的マッサージの代表であるオイルマッサージでは、基本としている哲学や理論も、基礎となっている知識も、使われる技術も全く異なることを、ここでもう一度確認する必要があるとも思います。マッサージセラピーの本場である北米では起きていないような混乱もあるからです。このことを早急に解消していくためには、専門の領域を越えて、一緒にみんなで認識を新たにして協力する必要があるでしょう。

オイルマッサージなのに「どのツボですか？」という質問

セラピストのためのワークショップでも、私のスクールでも「それは、どのツボですか？」「そこは、どの経絡ですか？」という質問が常にあります。この質問の矛盾点にお気づきでしょうか？　この質問は、私が施術のデモンストレーションをして、受け手の方がとても気持ちよさそうに「あぁ〜」と深く息をはいた瞬間に、熱心にノートをとっている参加者から投げかけられる質問です。効果的なポイントを知ろうとしているのはよくわかります。しかしはじめの頃、私はなぜそのような質問が出てくるのか全く理解できませんでした。オイルマッサージは衣服を通さず身体に直接触れて行なう施術法で、その理論は西洋医学の筋解剖学に基づきます。それなのに、多くの方が東洋医学の指圧の経絡やツボの知識で理解しようとしています。

つまり、この質問の仕方は完全に的が外れています。正しい質問は「それはどの筋肉の、どこの筋肉繊維の部位ですか？」「それは骨指標のどの筋肉の付着部ですか？」です。女性誌などのアロママッサージのセルフケア特集などでも、筋肉ではなくツボで説明されているものがほとんどです。長い間、日本にはボディワーク系オイルマッサージの専門家がいなかったために、別の分野の知識を借りてきて理解する方法がとられていました。つまり、これまでの日本ではオイルマッサージのボディワークの分野では、その王道をいくような専門的な学び方を誰もしてこなかったということ。これは大きな混乱を招き、多くのセラピストたちが知識を混ぜこぜにしながら学ぶような状況を進めていました。これからオイルの本格的なボディマッサージをする方たちはきちんと人体構造学に基づいた筋解剖学（骨学・筋肉学・神経学）を学んで、クライアントの身体の姿勢や症状を理解する必要があることを、もう一度ここで確認したいと思います。

また、実技でも同じようなことが見られます。スクールでもワークショップでも、実技の練習の時に、オイルマッサージのストロークは中途半端にしか使えず、代わりに、親指を横に滑らせるような施術を多用している方が大勢います。「親指の使いすぎで腱鞘炎になりますよ。もし親指を使うストロークならば、指の向きが違います。その向きでは指関節にストレスになり関節炎になりやすいですよ」と指摘すると、指圧の先生からこのようにオイルマッサージを教わったということでした。

実技でこんなこともありました。クライアントの背中の上から体重をのせる姿勢で施術していたセラピストに「オイルマッサージは横への体重移動が基本。そうでないとストロークがうまく使えません。今の方法では足の反発力を利用できないので、肩や腕に力が入り緊張が重なって身体を痛めますよ」と指摘したら、やはり指圧の治療院でオイルマッサージの仕事をしていて先生からその方法を習ったそうです。身を乗り出して上から圧をかけるのは、「垂直の原則」でひとつの点に固定して圧をかける指圧の手法としては正解ですが、オイルを使って横に「滑る」ことが原則のオイルマッサージに応用できるものではないのです。

また、そのセラピストの方は、仕事で使用しているマッサージテーブルが指圧用の低い高さのものなので、ストロークで横移動するのが難しく、背中を丸めて上から圧をかける身体の使い方の癖がついてしまった、とも言っていました。低い高さの施術台は、クライアントの上から垂直に圧をかける指圧の施術には有効です。一方、オイルマッサージではマッサージテーブルの高さ調整がとても大切です。アメリカでは人種によっても身体の厚みが違うので、クライアントの身体の厚みに合わせてマッサージテーブルの高さを調節します。効果的な圧をつくるため、そして、セラピストが身体を壊さないために。

もうひとつ重要な点があります。長方形のマッサージテーブルに顔のところに穴があるタイプのものは、マッサージテーブルの上にフェイスレストをのせて使うにしても、うつ伏せでクライアントの頭部を横にするにしても、ボディワーク系オイル

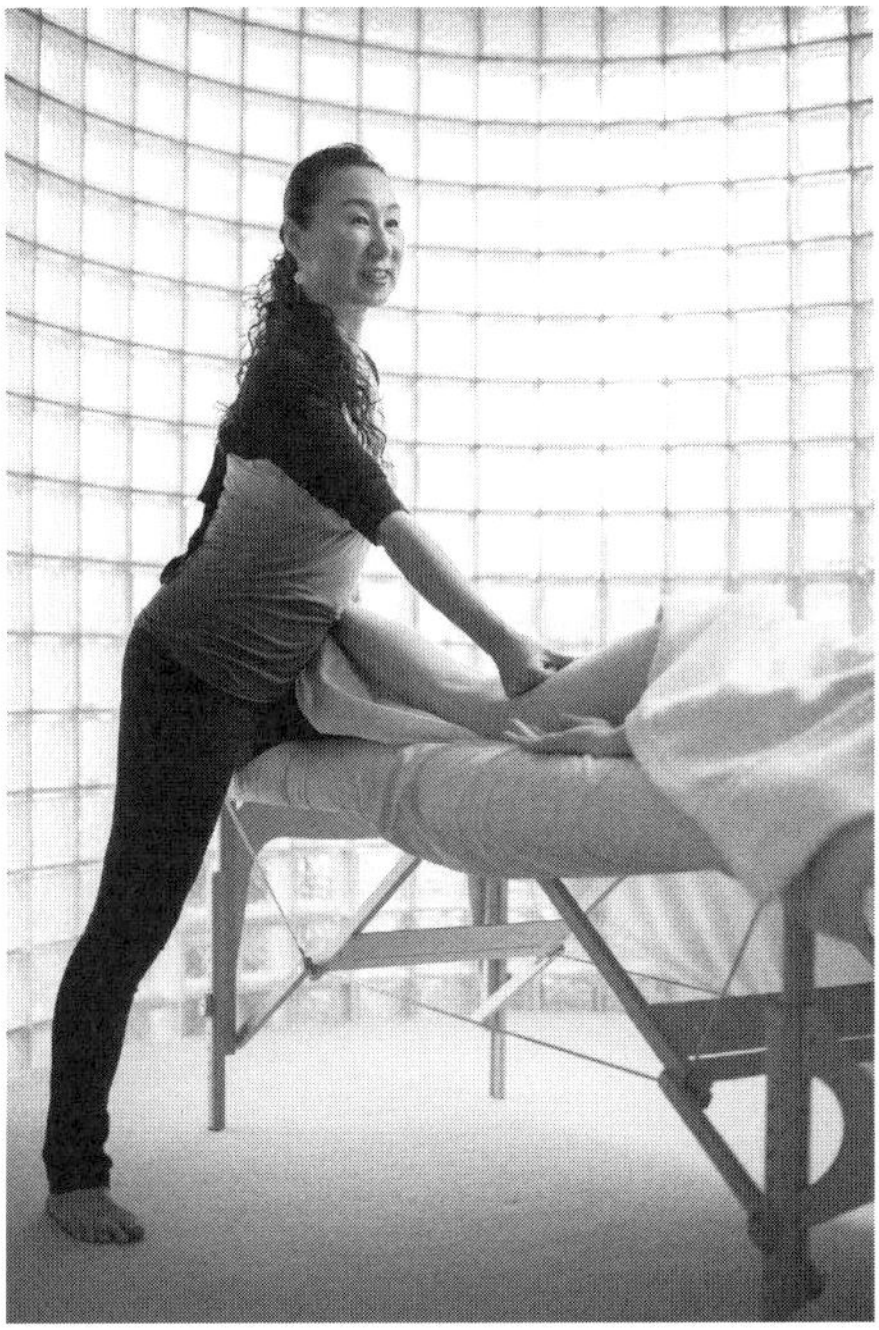

マッサージには適しません。クライアントの頭側に立ち、背中で縦に長いストロークを用いる時、セラピストの身体がグッと前に踏み出すためには、フェイスレストがマッサージテーブル本体の外についているものが最適です。余談ですが、オイルマッサージ用の台の正式名称は「massage table（マッサージテーブル）」が正解。「bed（ベッド）」は寝具を意味しますが、これは寝具ではなく「マッサージをするためのテーブル」なのです。

専門的で理論的な整合性のあるメソッドの開発の方法

日本ではよく「ワンランク上の」という表現がありますが、ただ数種類の手法を組み合わせただけの施術も多く見られます。また「トレンド」という言葉に飛びつきやすい傾向も要注意。私の失敗談ですが、「セラピスト」誌の連載時に、ＮＹの母校を取材に訪れた時のこと。編集部からもらった質問表にあった「今のＮＹのマッサージのトレンドは何ですか？」と聞いた瞬間、心の中で「あっ、しまった」と思いました。先生はすぐに「専門的なマッサージセラピーにはトレンドなどありませんよ」と笑われました。そうだ、そうだ。それはビジネス的な発想であって、セラピストとしての発想ではないのです！

施術法の開発にもこのような混乱は見られます。オイルマッサージでの「経絡マッサージ」というのを耳にしたことがありますが、ツボを活性化して経絡の「気」の流れを高めるのであれば、指圧が最も効果的な手法で論理的にも整合性があります。私も実際にNYのスクールで指圧の基礎について学びましたが、実際に、心を鎮めて「気」のエネルギーに自分の意識を合わせて、ツボの位置にそっと指を置いて優しく押した時に、ツボの状態が少しずつ変化して「気」が解放され、それが経絡という道となって身体を「見えない気の流れ」が実際に走るのを感じることができます。オイルを使用せずに衣服の上から押す指圧の方法だと、指が滑らずに位置を固定しやすく、実技としての理論にも矛盾がありません。ですから、わざわざオイルを使って行なっても効果は半減します。優れた指圧師の少ない外国ならこれもありですが、日本で、オイルマッサージの開発において経絡にアプローチをする必要はないのです。

オイルマッサージには、指圧や整体とは別の特性があることを理解する必要があります。肌に直接触れられる心理的な鎮静効果に加えて、オイルを使ったダイナミックなストロークや3次元の動きのディプティシューのテクニックを使い、しっかりとした摩擦や圧を加えることで、筋肉の緊張や筋筋膜の癒着などをダイレクトに効果的に緩和するのです。それぞれの手法には得意な分野や優れた部分があるので、その違いや特性を正しく把握して、専門的で効果的な施術をすることが大切なのです。

新しい施術法を開発するために異なる手法を組み合わせる際には、ひとつひとつの手法を専門的に理解する必要があります。トリガーポイント、マイオファッシャル・リリーステクニック、ロルフィング、アレクサンダー・テクニック、フェルデンクライス、クラニオセイクラル…これらはボディワークの専門家の誰がみても、そのコンセプトにも施術法にも矛盾がなく、明確な理論と整合性に裏付けされているものです。ひとつの分野をきわめた後で別の分野の知識や技術を融合して新しいメソッドを開発することは可能で、それはとてもエキサイティングなことですが、現在、日本で見られるオイルマッサージの施術の開発方法には、「どの専門性を基礎にし、それをどのような論理性で高めて開発したものなのか」がクリアでないものが多いことも事実です。まずは、自分がどの分野の専門家なのかを明らかにしながら、そのうえで論理的にも技術的にも矛盾なく整合性のある施術法を開発していくことが、本当のプロとしての技術開発の方法です。

また、アカデミックなセラピーのカリキュラムによって正式な教育を受けたバックグラウンドのない方が、名前だけ○○セラピーというものを開発するのも説得力にかけるでしょう。「セラピー」は流行でもビジネスでもなく、医学の延長線上に位置するものです。これは「therapy」という言葉の意味を調べれば明らかですが、日本においては母国語ではないために、カタカナ英語の「セラピー」として日本語化し軽んじられている印象があります。これはセラピスト個人の問題だけでなく、これからオイルマッサージがきちんとしたリラクゼーションの「専門職」として認識されていくためにもとても重要なことなのです。

セラピーの分野で一番大切なのは「クライアントにとって何が必要かを中心に考えること（Client-Centered）」です。それを実現するためにも、セラピー先進国のアメリカ・ＮＹではすでに確立されている、オイルマッサージを行なううえでのセラピストの「共通認識」を、日本でも共有していければと思います。

第6章

ボディメカニクスの基本の理論

第4章でご説明したように、ボディメカニクスを正しく身につけるには、写真やDVDだけでは理解しにくく、セラピストの身体の使い方の癖を修正しながら実践するのが最適です。

次に重要なのは、身体感覚です。実際にボディメカニクスの指導を行なっていると、生徒の95％が自分の身体を充分に感じないままにただ動いています。

「体重を移動する時に身体の重心が上の方に上がっていくね」

「軸足を充分に踏ん張らないから、腰が前に移動しにくく、上半身が前に倒れていくね」

などと指摘しても、はじめはみんな「えっ、そうですか？」と驚きます。

見た目の形は合っていても、体重移動を感じる練習などしたことがない方がほとんどです。新入生は皆、「写真で見るとボディメカニクスって簡単そうに見えるのに、実際にやってみると全然できない。指摘されても身体で理解できない」と困惑して初日を終えます。しかし練習するごとにボディメカニクスの重要性と効果に改めて気づき、10年以上のボディワーク経験者でも「もっと早く知りたかった」と実感を込めて口にします。

すでにご説明しましたが、私が現在、スクールや企業研修で教えているボディメカニクスは、マッサージセラピー本場のアメリカ・ＮＹのスクールで教えられているものよりも、きわめて詳細で実践的です。前述したように、これは時間をかけて私自身が改良し開発したものです。本書では、基本的な考えについて簡単にご説明し、一般的な施術例の中で、肩こり・腰痛・腱鞘炎などの職業病になりやすい手技について、改善点をご説明しましょう。

1. オイルマッサージの施術時の正しい姿勢

◎正しい姿勢：頭・腰・脚はほぼ一直線になる

前から見た時にも横から見た時にも、身体の軸はほぼ一直線。ストロークの開始時・終了時の腰の高さも同じです。アスリートのように上半身を腰ごと力強く前に押し出すので、上半身が前に傾くことはありません。

まず、施術する手の位置を決めると、肩と腰との間でほぼ正三角形ができる位置が見つかり、その腰の延長線上で足の位置が決まります。前脚は進行方向、後ろ足（軸足）は進行方向に対して45〜60度だと、効率的に身体を前に押し出し、身体の体重移動がしやすくなります。また、足が開きすぎたり、足をクロスしたりすることがないように、両足もほぼ一直線状にあることを確認しましょう。

軸足は伸展して膝をまっすぐに保つことで、軸足で床を踏ん張る力で体重を利用しやすくなります。また、前に移動する時に身体が上方に上がっていくと（アロマトリートメントで多く見られます）体重をうまく使えないため、軸足の踵が床について蹴り下げる感覚を感じましょう。この場合、ストロークの始めと終わりの腰の位置が同じ高さで移動することが重要です。

日本のセラピストの大半は上半身と腕や手だけで施術を行なう癖があり、これが職業病の第一の原因です。アスリートのように、身体全体をダイナミックにのびのびと使うボディメカニクスを身につけましょう。膝が曲がって伸展しにくいとしたら、ハムストリング筋群など大腿部や膝周辺の筋肉にすでに緊張があり、筋肉が萎縮状態にあるという証拠ですので、ストレッチなどのセルフケアが必要です。それでは、日本のセラピストが職業病になりやすい共通の癖を指摘しましょう。

×間違いチェック：腰が後ろに残ったまま

腰が後ろに残ったままの姿勢では、下半身からの体重が後ろに流れてしまい、上半身に伝わりません。へっぴり腰の傾向があったり、ストロークのはじめに反動をつけるようにして腰を後ろに引くのが癖になっている人に多く見られる注意点。または、クライアントの身体にしっかりと体重をのせるのを怖がっている人も多いようです。

×間違いチェック：上半身が前に倒れすぎている

上半身が前に倒れるような姿勢で施術してい

1. オイルマッサージの施術時の正しい姿勢

◎頭・腰・脚はほぼ一直線になる

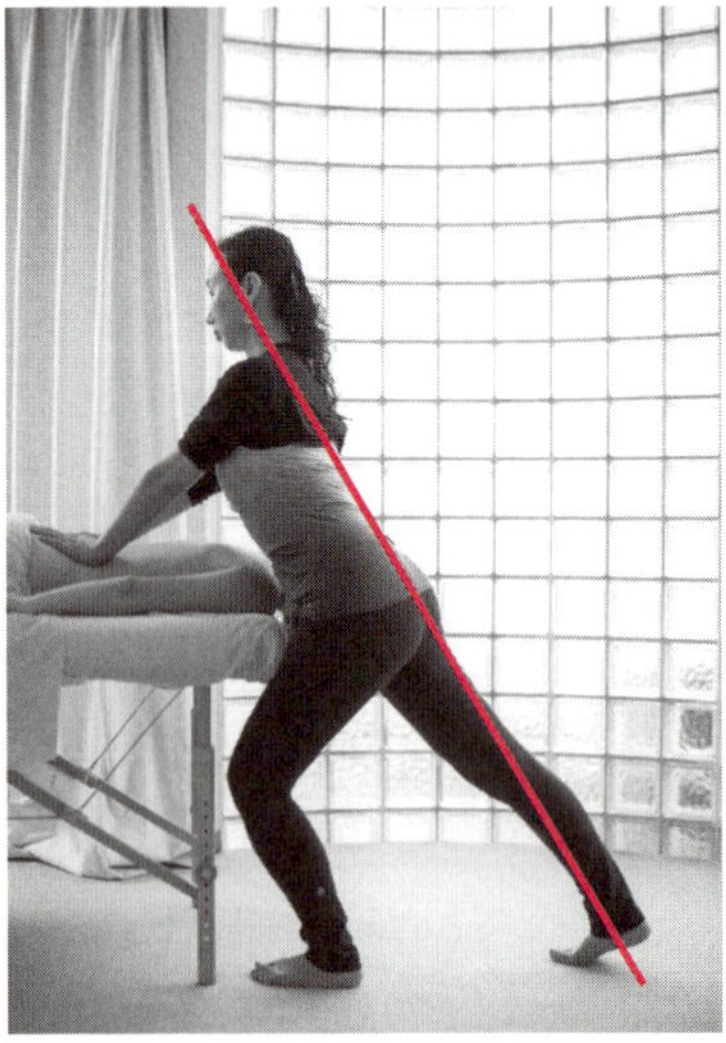

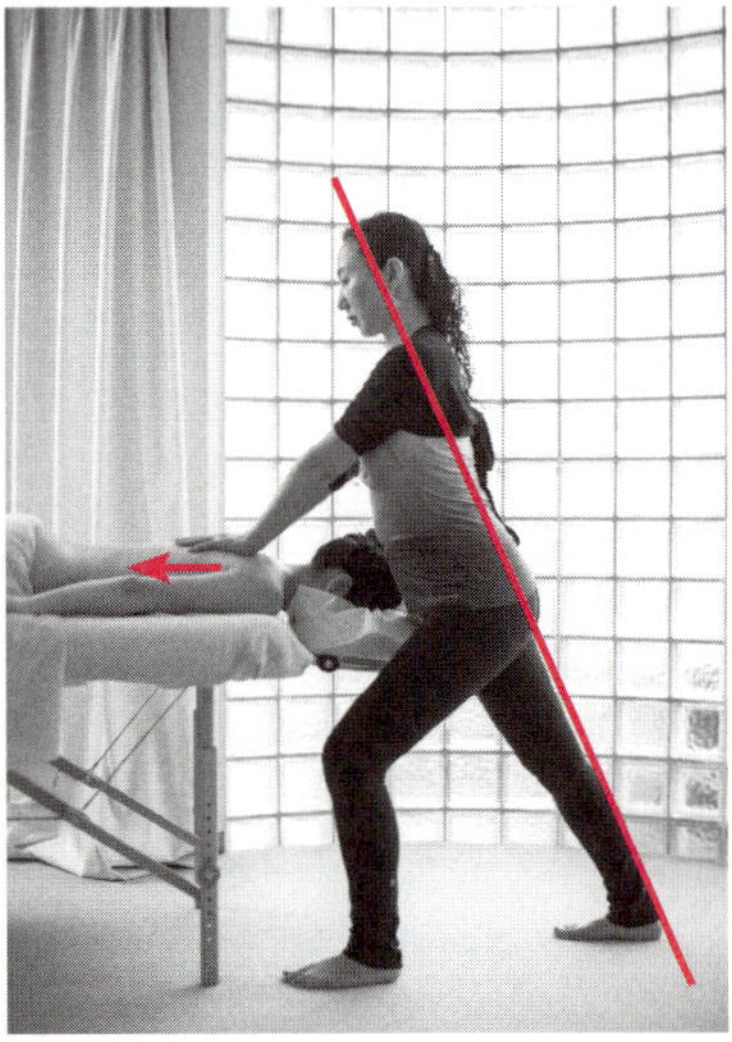

る人も多く見られますが、この姿勢では体重が腕に伝わらず、施術をする手や腕に圧がのらないため、ツルツル滑るようなタッチになります。自分の身体の軸を感じにくかったり、身体をしっかりとコントロールしにくい人に多く見られる癖です。

× 上半身が前に倒れすぎている

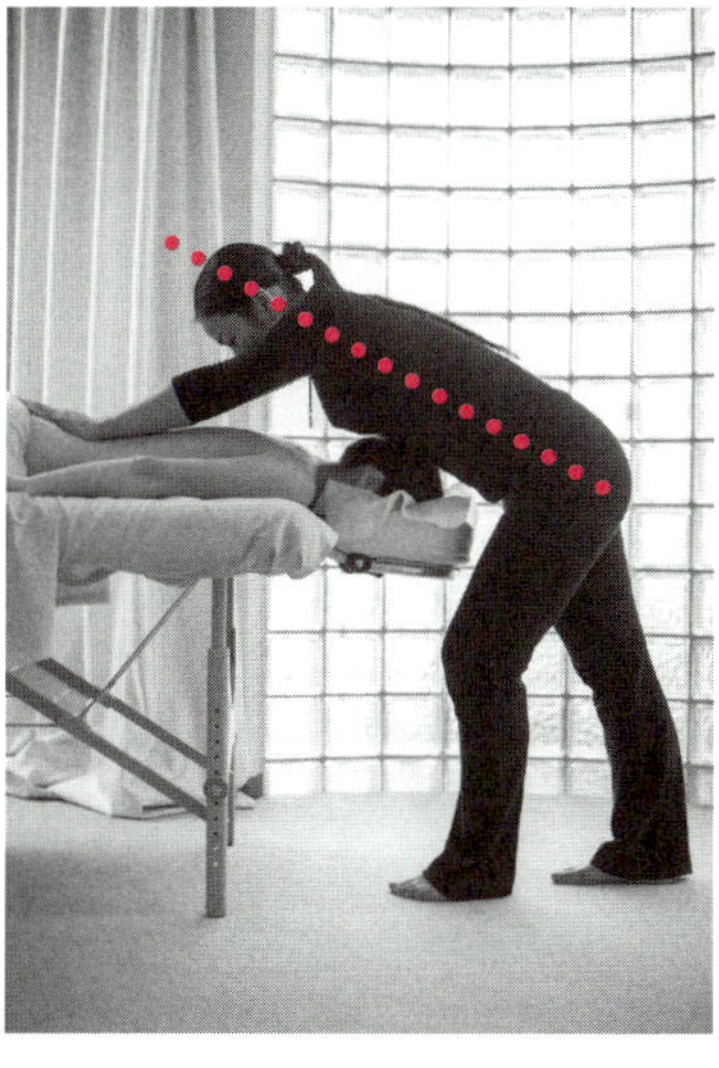

× 頭が後ろに残ったまま

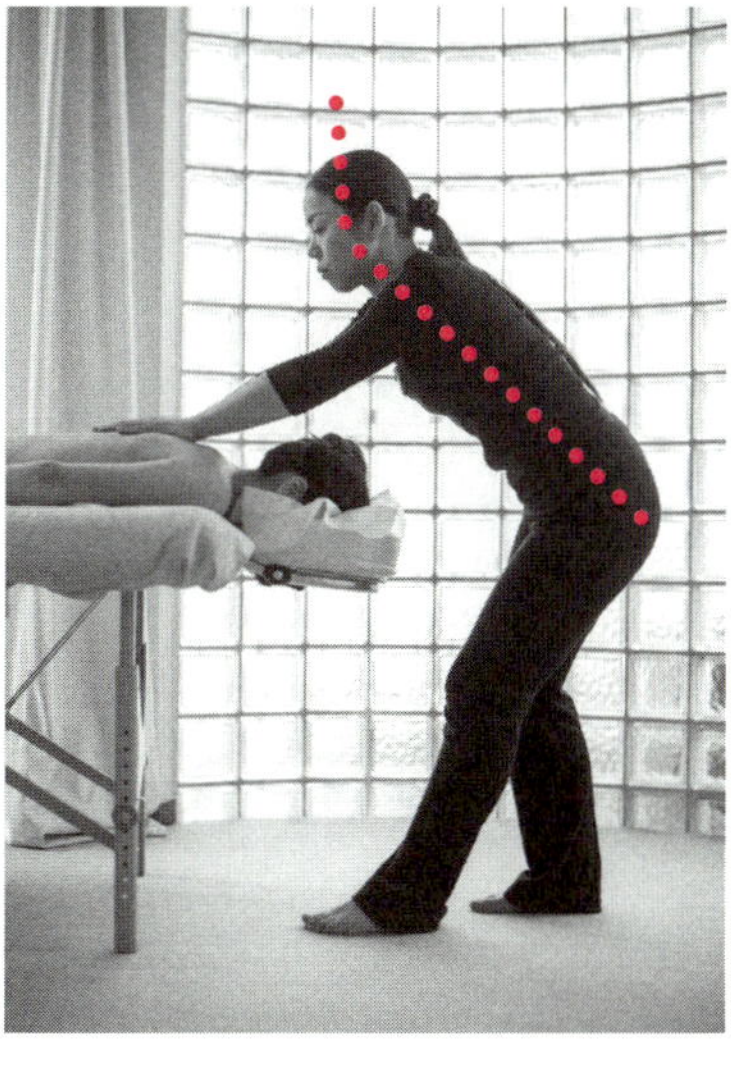

2．肩こりを防ぐ

◎正しい姿勢：頭部が傾いていない

横から見ると頸部はC型の自然なカーブを描き、頭部が脊柱の延長線上にあります。そのカーブを感じながら頭部が脊柱上に自然に乗る位置で、頸や肩上部の筋肉が安定しリラックスしている状態を身体に覚えさせましょう。

頭が前や横に傾いた姿勢での施術は何気ないもののようですが、これは肩こりの原因となります。成人女性の頭部の重さは約5～6㎏。この重い頭部が細い頸の上にのっていて、その頭部を施術の間中ずっと頸や肩の筋肉が支え続けていることを想像してみてください。考えただけでも肩がこってきますね。

2．肩こりを防ぐ

◎頭部が傾いていない

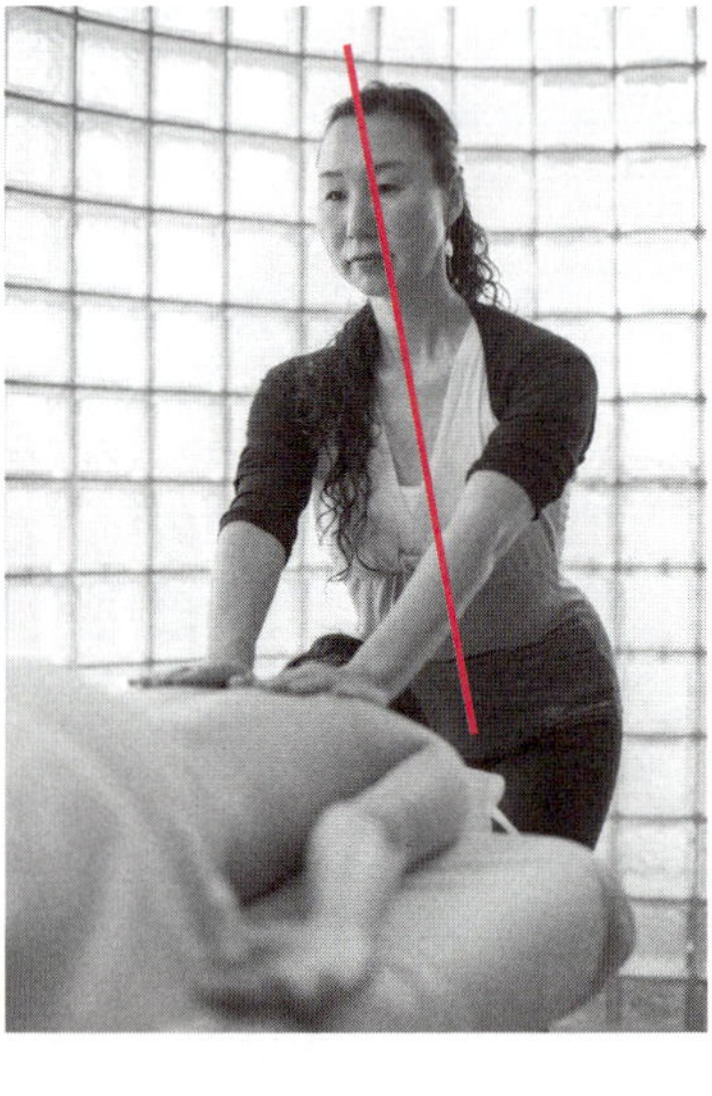

◎頸部は自然なC型カーブに

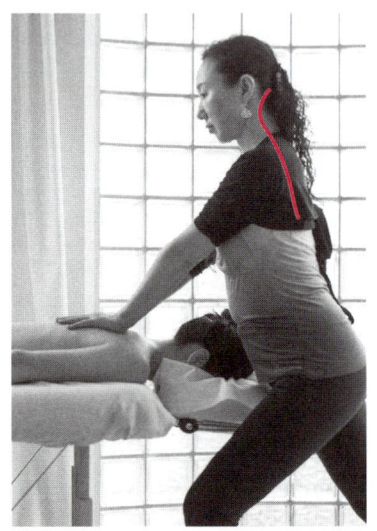

×間違いチェック：頭部が横に傾いている

頚を横に傾ける姿勢では、僧帽筋の上・中部繊維、肩甲挙筋、頭・頚板状筋、最長筋などの片側だけで頭部を引っ張っている状態。もともと頚を右に傾ける姿勢が多いとしたら、右の頚や肩の筋肉が緊張して収縮した状態にあり、頭部を引っ張っているということ。同時に頭が倒れすぎないように左側の筋肉は収縮し続けますから、左肩部にも新たな緊張が広がります。また、頚が横に傾いていると肩も上がり、肩甲骨周りの筋肉の緊張も引き起こしやすくなります。

×間違いチェック：頭部が前に傾いている

施術で少し前屈みになるのは普通ですが、脊柱ラインより頭が前に倒れているとしたら気をつけましょう。この姿勢で頚や肩のどの辺りに緊張があるか感じてみて下さい。前述の筋肉に

× 頭部が前に傾いている

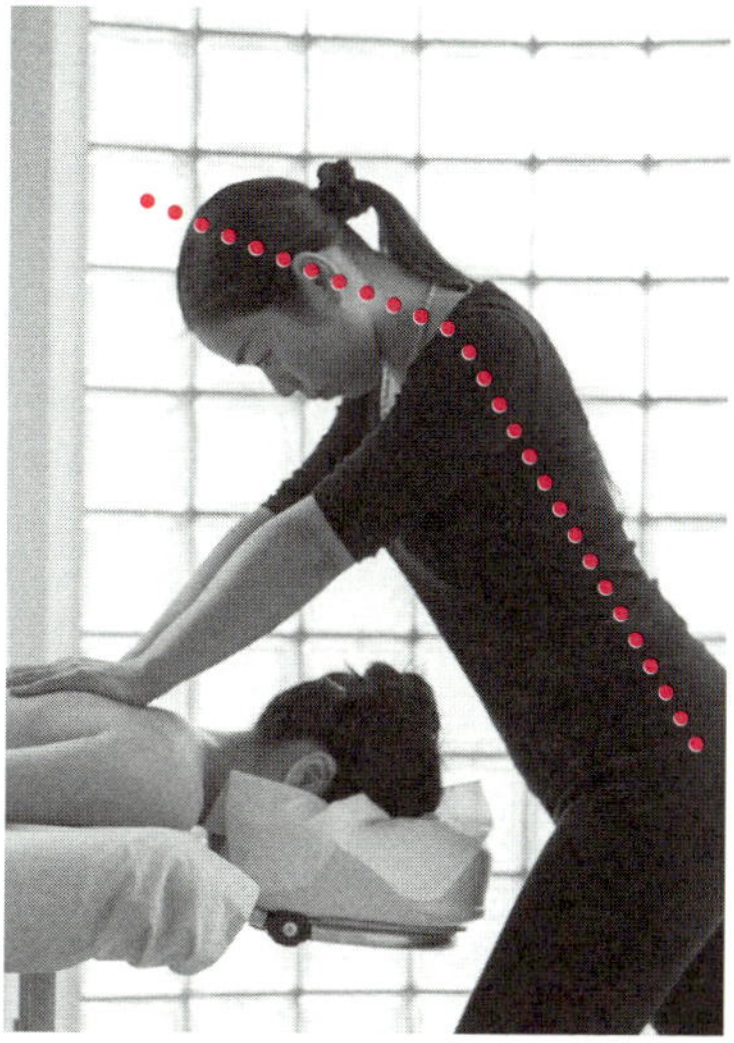

× 頭部が横に傾いている

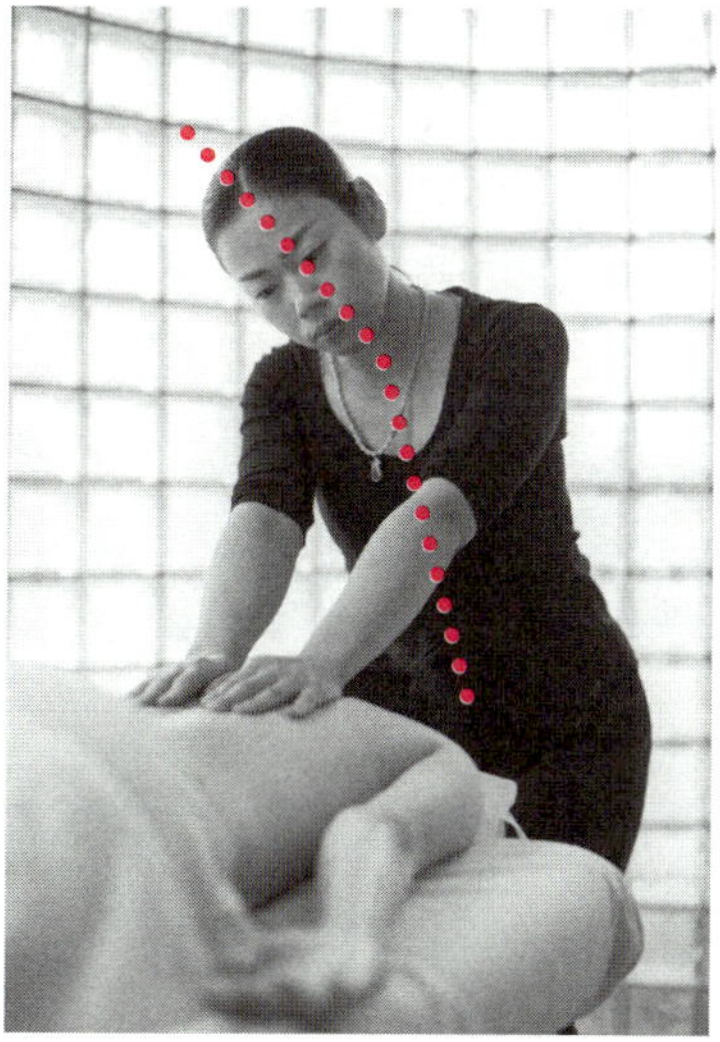

加えて一番影響するのは、後頭下部や頸椎後部の僧帽筋の上・中部繊維。頭が前に傾いている姿勢では頭部を支えようと緊張し続けます。

また、頭が前に傾いていると頸の前面に十分なスペースがなくなり、気づかないうちに呼吸が浅くなります。セラピスト自身が心地良い身体のポジションを常に保ち、のびのびとアスリートのように身体を使うことが良い施術に繋がります。

3．腰痛を防ぐ

◎正しい姿勢：クライアントの頭部側に立ち、腰はまっすぐに

背中や脊柱の施術では、クライアントの頭側に立ちましょう。この位置だとクライアントの脊柱に沿ってセラピストが体の軸をまっすぐに

3．腰痛を防ぐ

◎クライアントの頭部側に立ち、腰はまっすぐに

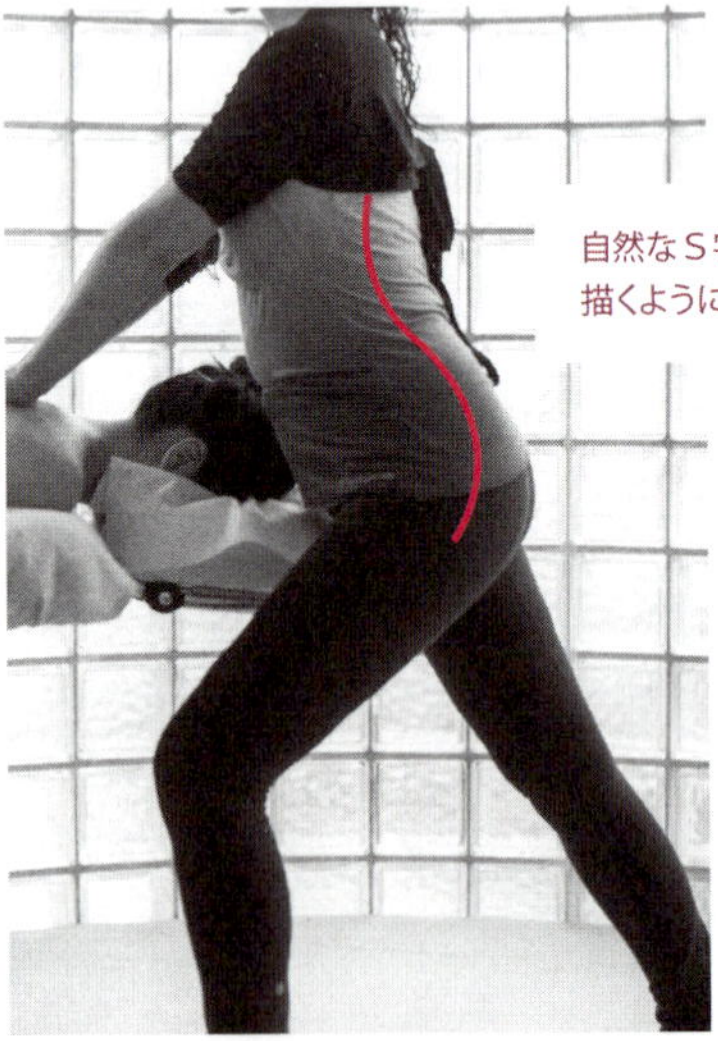

使えるため、セラピストの体の負担が少なくなります。

腰は重い上半身を支えて全身の中心軸をつくる「要」です。腰が斜めになったり、回旋しているような位置では、身体の軸は安定せず体重移動によって効果的な圧をつくることはできません。

×間違いチェック：クライアントの横に立つ

クライアントの横に立って行なう施術は、エステ系やアロマ系の手法で一般的な、腰に負担をかけやすい姿勢のひとつです。正しい姿勢との違いを実際に自分の身体で感じてみて下さい。

①位置：クライアントの横に立って、脊柱に沿って手を使うには、腰をねじる（腰椎の回旋）姿勢になる。体をねじった位置での手技はセラピストの体に負担が大きい。

× クライアントの横に立つ

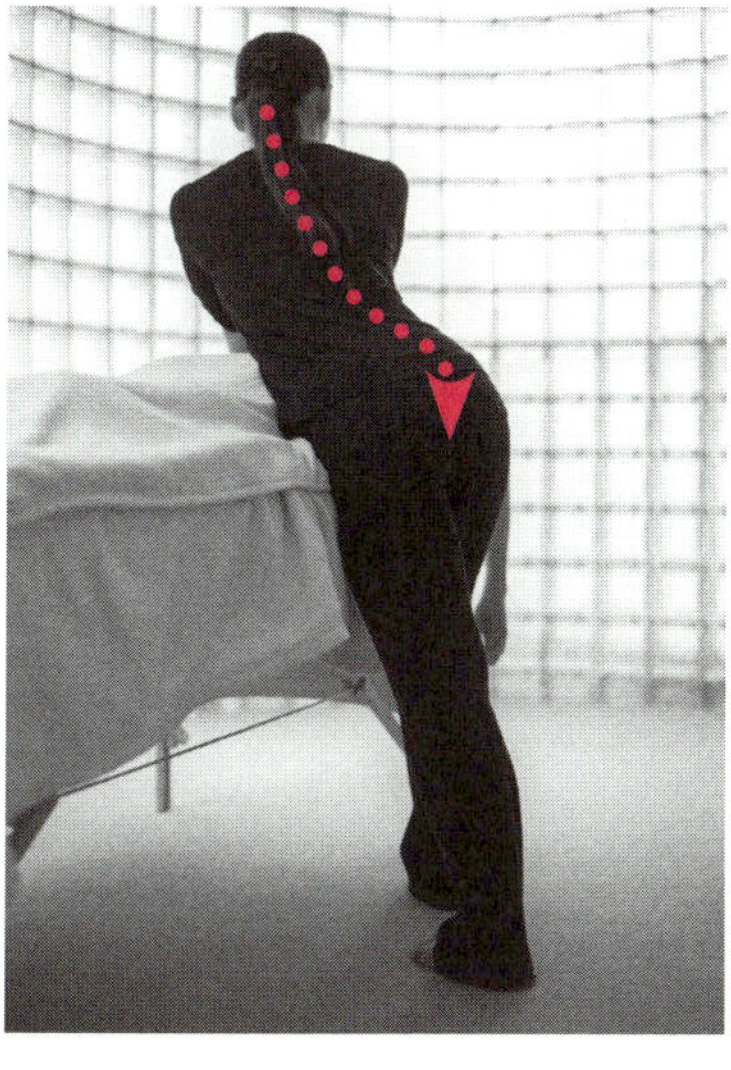

× 腰が曲がっている

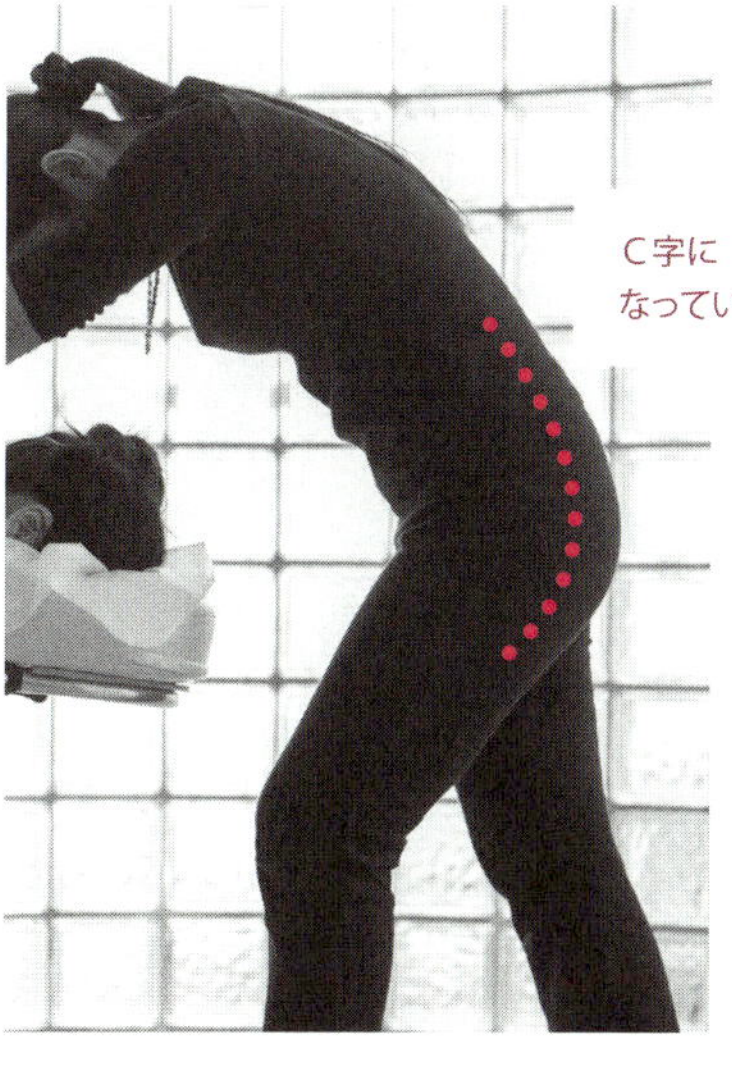

②上半身の荷重：クライアントの背中に上半身を乗り出して圧をかけるため、セラピストは自分の上半身の体重を腰一点で支えなければならず、腰殿部の筋肉に不必要な負担を与えます。

③殿部の緊張：無理に圧をにつくりだそうとするこの姿勢では、殿部に緊張が集中します。特にクライアントに寄りかかる側の、骨盤部と大腿骨の位置をつなぐ小殿筋・中殿筋、腸骨と仙骨のねじれのため仙腸関節部、仙骨に付着する多裂筋の緊張などにより殿部に痛みが生じやすくなります。

×間違いチェック：骨盤が後傾しすぎている

横から見ると、腰椎から仙骨にかけて腰殿部は自然なS字カーブを描きます。後傾によって腰椎の自然なカーブが失われたまま施術を続け

×骨盤が後傾しすぎている

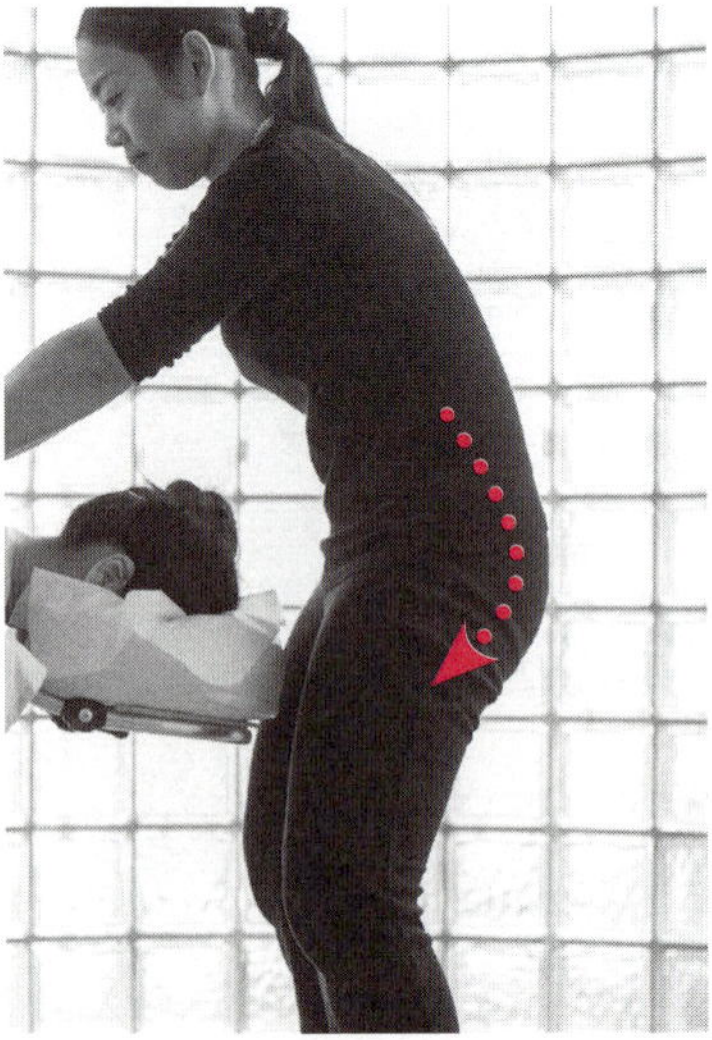

◎首から背中がS字に、腰部から殿部（仙骨）がS字になる

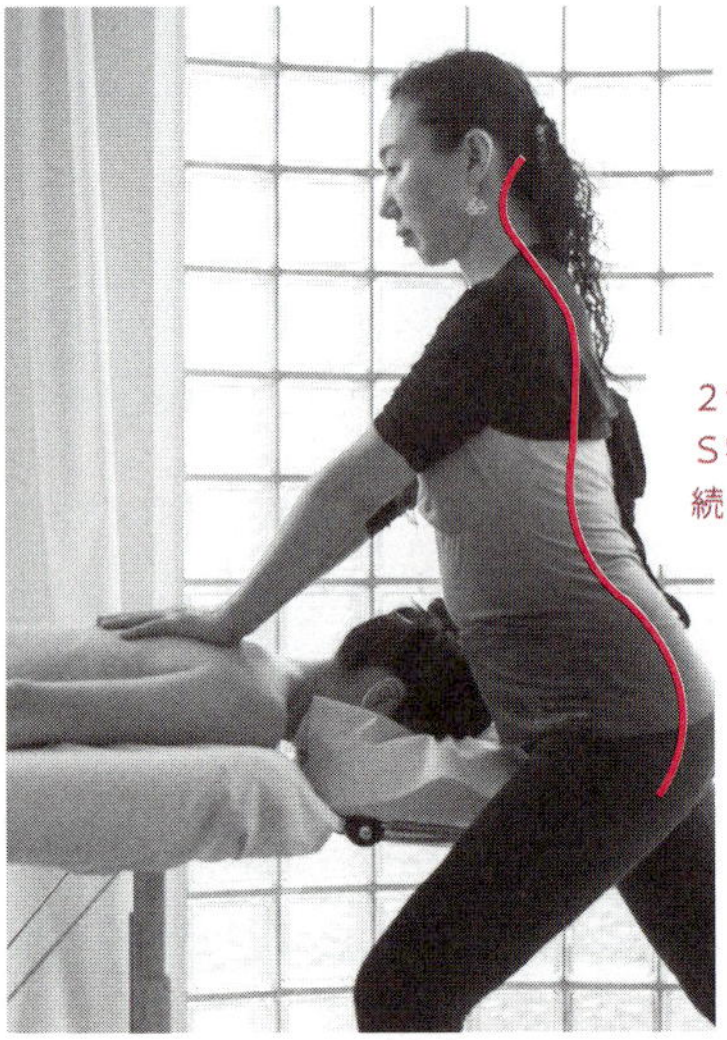

ると腰痛の原因になります。ちなみに、床に座る習慣のある日本人には腰痛の約９割に後傾の傾向が見られるようです。

×間違いチェック：背中が丸まりすぎている

腰の後傾が進むと背中のC字カーブと繋がってより後傾がひどくなったり、背中が丸まっている姿勢の人は、腰部の後傾を起しやすくなります。また、背中の丸まりは肩関節を内転しやすく、肩こりとも繋がりやすくなります。

× 背中が丸まりすぎている

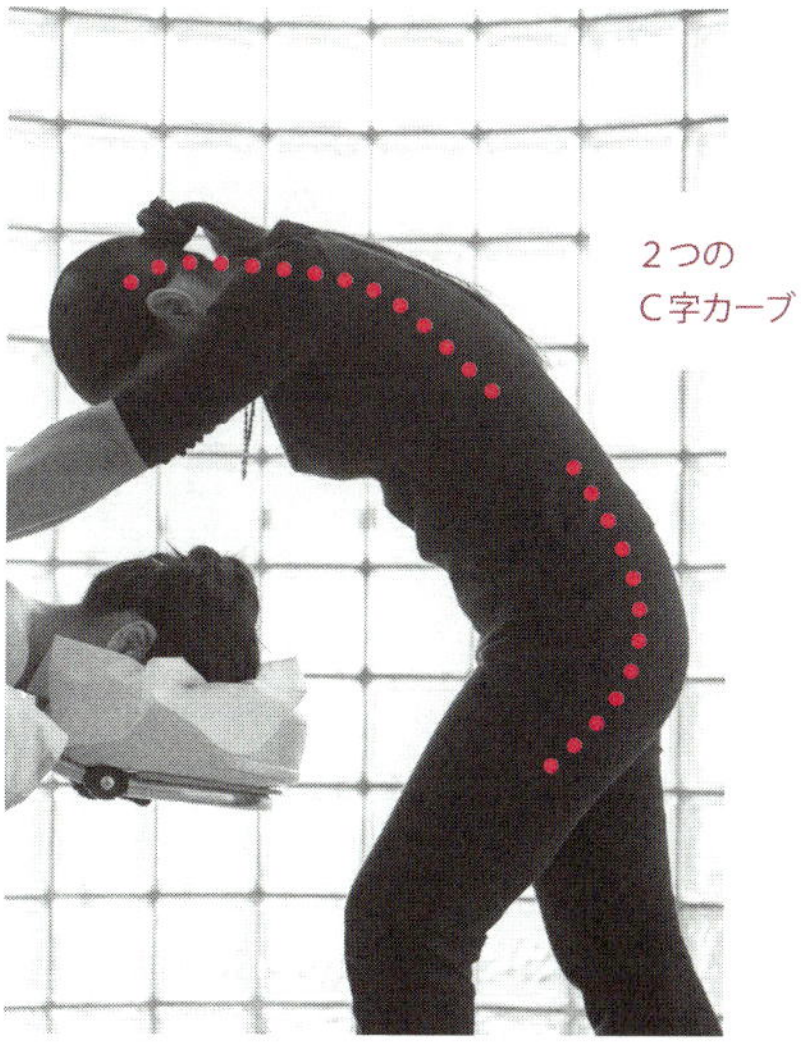

4．腕こりや肩こりを防ぐ

◎正しい姿勢：腕・肘部が一直線

セラピストの多くは、自分の腕がすでにかなりの緊張状態にあることに気づいていないようです。これは正しいボディメカニクスによる安定した圧ではなく、腕や手に力を入れて無理に圧をつくりだしていることが原因です。

一番はじめに改善すべきことは、施術時に肘を曲げずに腕を一直線な状態でまっすぐに圧をかけること。腕や手に力を入れて圧をつくると、筋肉は常に緊張状態にありオーバーワーク気味になります。腕のだるさや固さ、しびれや力が入らないことがあったら要注意。また、緊張しきっている腕では自分が緊張していることも感じにくく、気づいた時には腕に深刻な痛みが出ることがあります。

4．腕こりや肩こりを防ぐ

◎腕・肘部が一直線

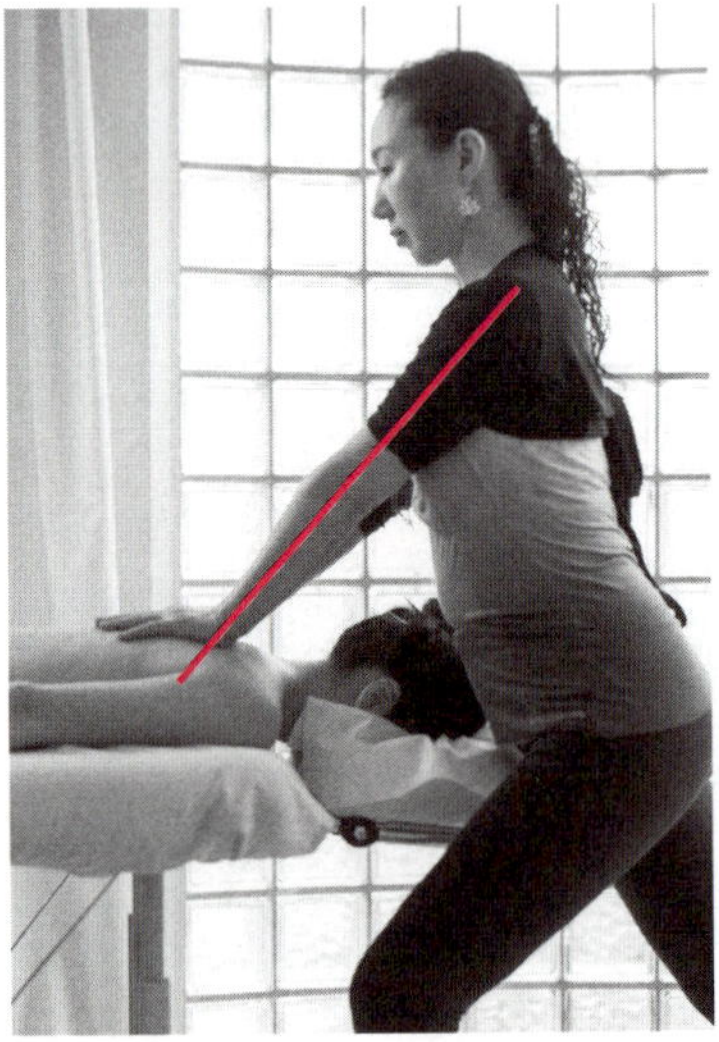

×間違いチェック：肘が曲がっている

肘を伸ばすためには、まず脇を締める必要があります。三角筋や上腕三頭筋、肩回旋筋群が適切に収縮し、上腕骨が体に引き寄せられているか確認します。肘は少しでも曲がっていると、腕の筋肉に力が入るので、肘がカチッと固定する位置まで伸展します。

◎正しい姿勢：接着部・肩・腰が△

「接着部」とは施術時にクライアントの身体に接着している箇所を指しますが、手を使うストロークでは手のひらや指、前腕を使うストロークでは前腕や肘の部分を指します。下半身からの力を上半身に効果的に伝えて、体重を利用して圧を伝えるには、施術でクライアントの身体に接着する部分（手や肘）・肩・腰がほぼ正三角形になります。そうすると肩と腕の角度は約

◎接着部・肩・腰が△

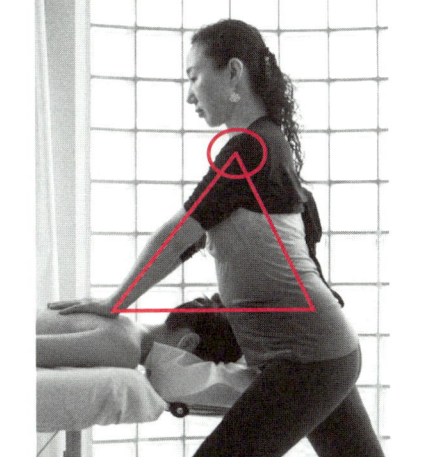

×肘が曲がっている

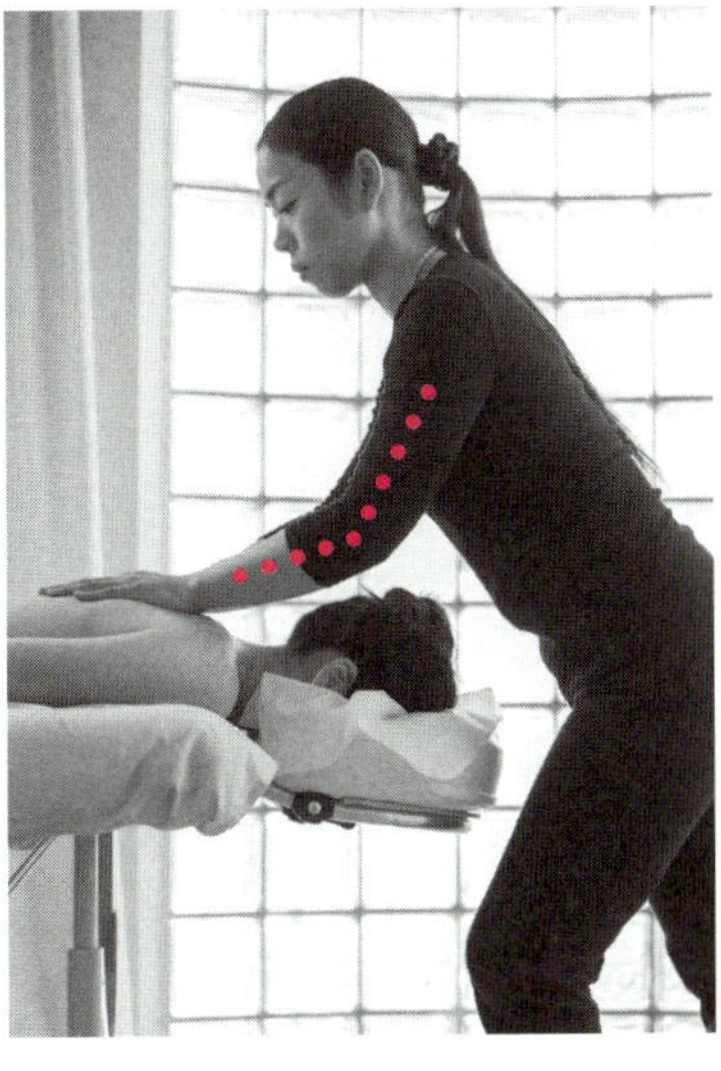

60度になり、人体構造の力学的に最も効率よく力を伝えることができます。腕にも肩にも力みがなく、身体がリラックスした状態で気持ちよく施術できるので、セラピストが疲れることはなくなります。角度が正しくないと腕力で前進することになり、上腕二頭筋や三角筋の前部繊維に負担がかかって腕の凝りの原因になります。腕の凝りが進むと腕神経が圧迫されたり、腕に力が入りにくくなって手首への負担が増加して腱鞘炎にも発展しやすくなります。

×間違いチェック：△が狭すぎる

△が狭すぎると肩が接着部よりも前に出やすくなり、手首の角度が90度よりも小さくなり、手首への負担が著しく増えて腱鞘炎などを起こしやすくなります。

この姿勢だと前進する時に腕の力に頼るしか

× △が狭すぎる

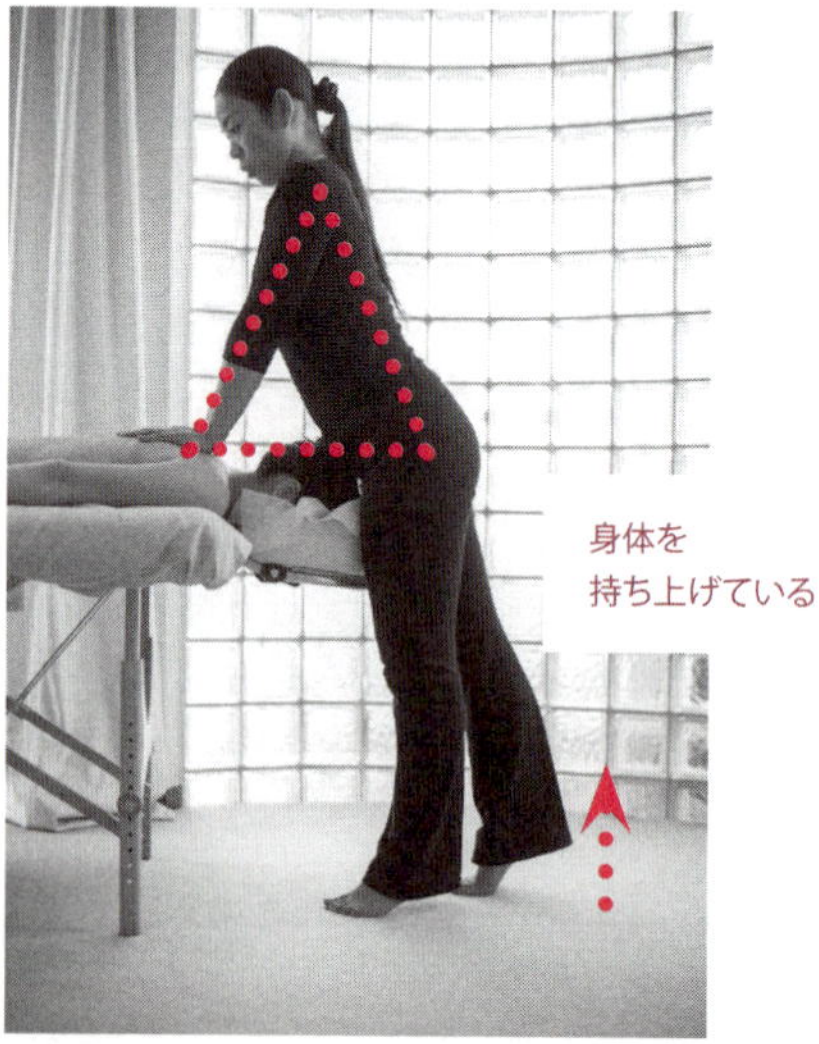

なく、三角筋の前部繊維や上腕二頭筋、上腕筋などがオーバーワーク気味になるだけでなく、頚や肩上部の筋肉にも緊張が溜まります。また、腕や手の力に頼ってつくられる圧は、ただ強いだけで心地よさは低くなり、クライアントの満足度も低くなります。

×間違いチェック：△が広すぎる

△が広すぎると上体が前のめり気味になり、手が滑りやすいので、下半身からの体重による力を腕や手に正しく伝えることはできません。この姿勢で無理に圧をつくりだそうとすると、クライアントの身体に腕を強く押し付けなければならず、三角筋・広背筋・上腕三頭筋などがオーバーワーク気味になります。また、肩甲骨が前方に引っ張られた状態で力が入るので、菱形筋や僧帽筋の中部繊維も緊張し、肩甲骨と胸

×△が広すぎる

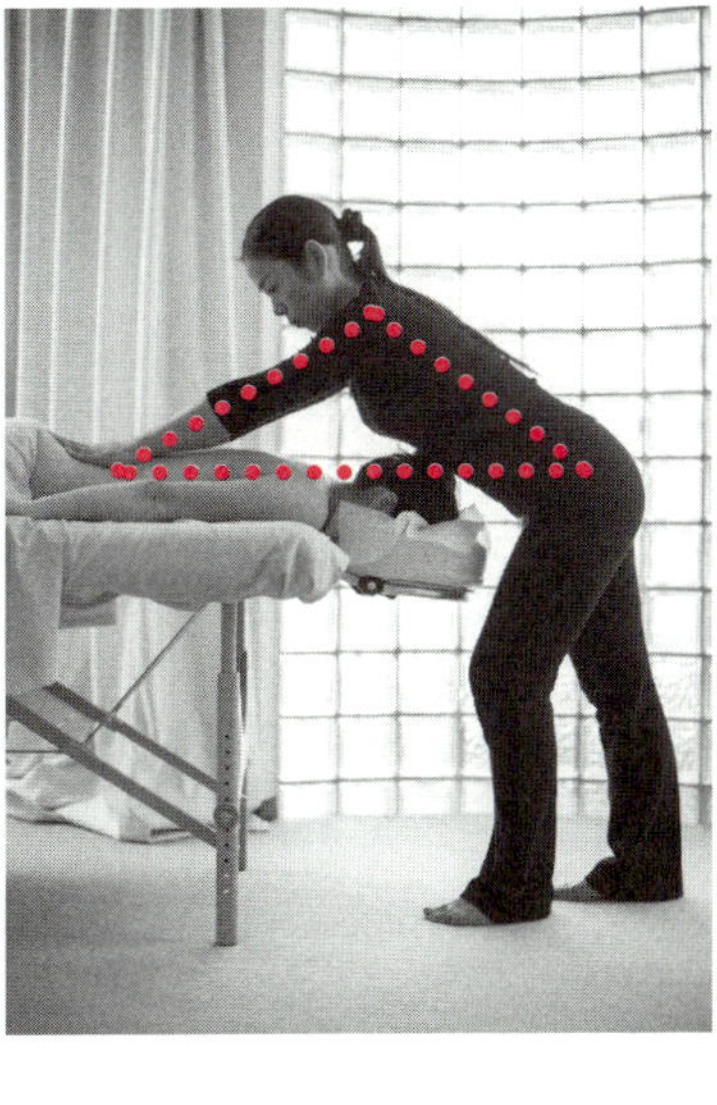

椎の間の凝りに発展しやすくなります。

×間違いチェック：肩が上がっている

肩が上がり気味な状態では、脇がしまらず、前述した２つの例と同様に下半身からの体重が腕にうまく伝わりません。この姿勢では軽く撫でるような圧しかつくれなくなります。また、常に肩甲骨を持ち上げるようになるので、肩甲骨周りの筋肉が緊張します。あるいは、既に肩が緊張していることでこの姿勢になっているのかもしれません。

5．腕の痛みや手首の腱鞘炎を防ぐ

◎正しい姿勢：腕・肘・手首部を
進行方向にまっすぐに使う

体重を利用した下半身からの圧が、腰↓肩↓

× 肩が上がっている

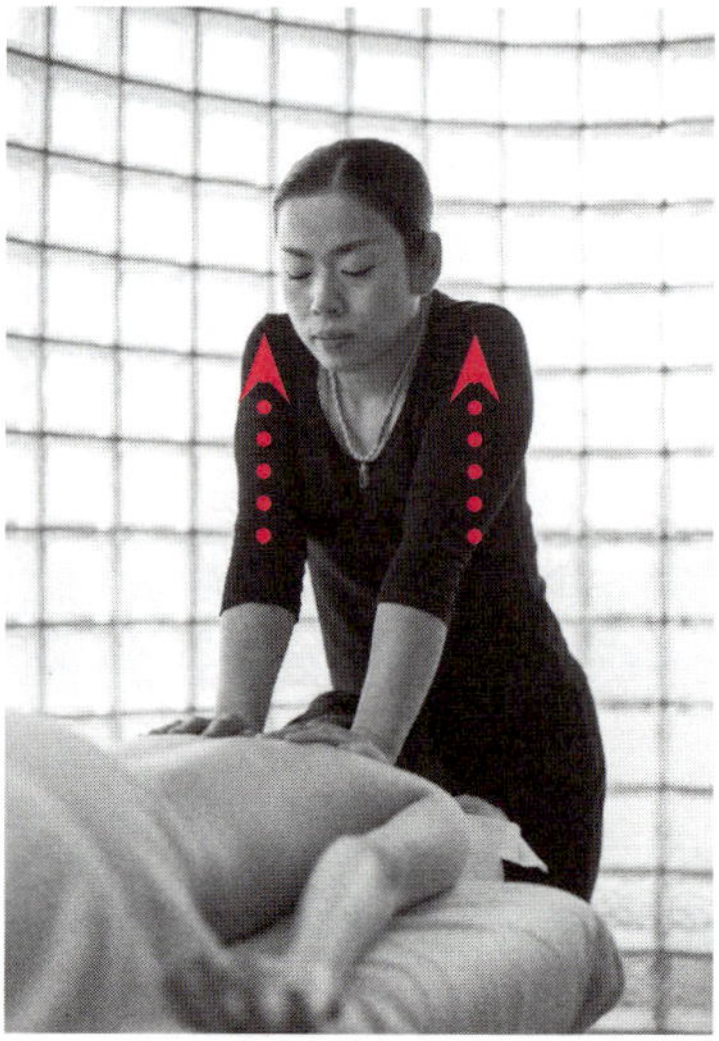

腕と伝わったら、それを確実に、手のひら・拳・指・前腕など実際にクライアントの身体に施術を提供する箇所に伝えることが重要です。手首は施術によって強いストレスが生じ、腱鞘炎などで最も痛めやすい場所のひとつ。施術時の over use（使いすぎ）に注意し、腕との関係において正しい姿勢で使うことが重要です。

日本のセラピストの間では、手首を内側や外側に向けたまま前進するストロークが頻繁にみかけられます。軽いタッチならそれほど問題はありませんが、このポジションのまま圧をかけると手首に過剰なストレスが生じることは、筋解剖学を知ると理解できるでしょう。これはボディメカニクスという考えが知られていなかったヨーロッパのエステティックやアロマセラピーの施術に導入され、「形の決まった手技」として今日まで伝わった手法で、職業病の原因と

5．腕の痛みや手首の腱鞘炎を防ぐ

◎腕・手首・手・指は一直線

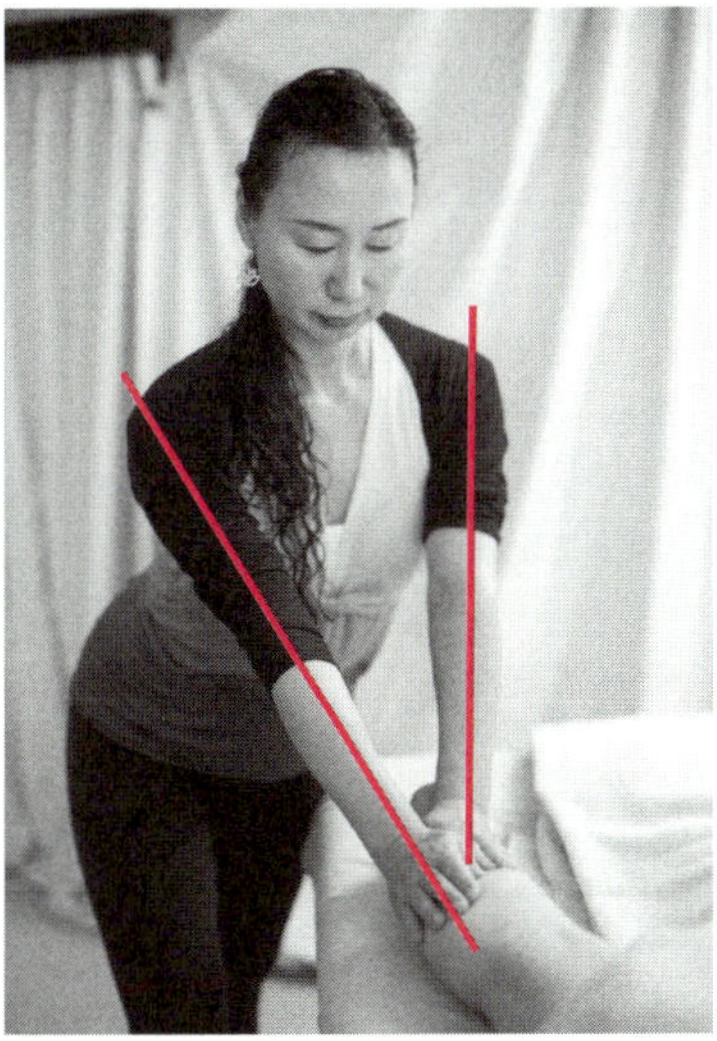

◎肩からの力が手根に落ちる

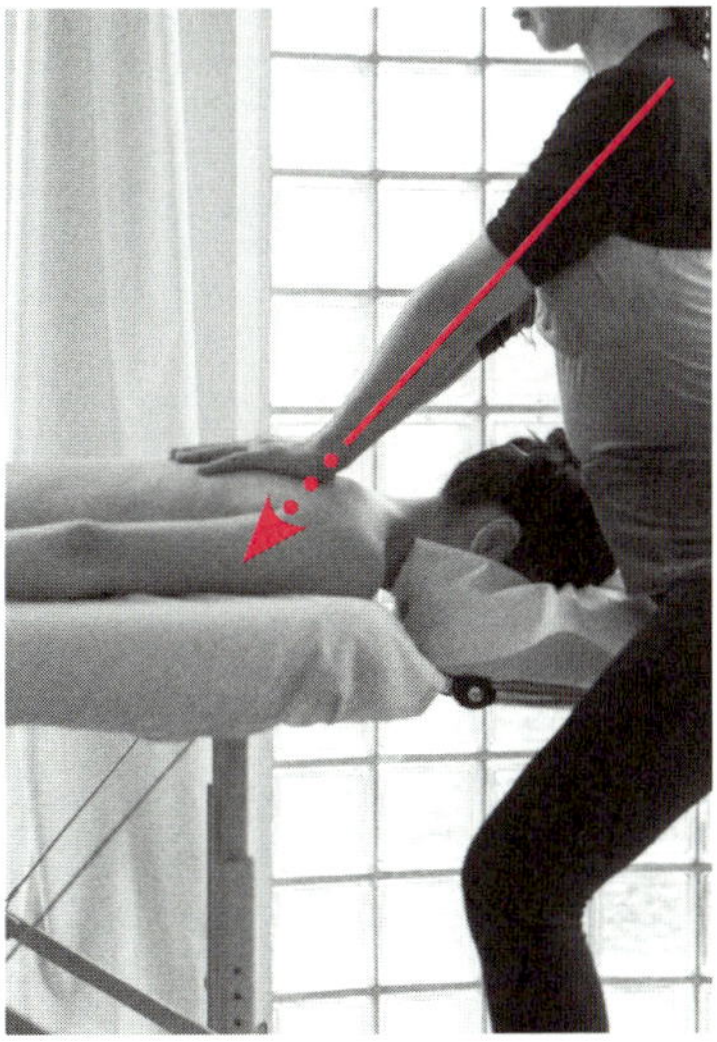

なっています。先輩たちから引き継いだものを守っていく誇りの表現として使われ続けているのかもしれませんが、人体の構造から考えると、これらのストロークはセラピストの身体へ大きな負担を与えることも認める必要があるでしょう。ここでの説明を参考にして、より良い手法に改善することをご提案します。その際には、次のポイントをチェックしましょう。

×間違いチェック：手首の角度が90度よりも小さい

前腕と手の甲の角度が90度よりも小さいまま圧をかけるのは、最も危険です。下記の手首の断面図をご覧になると理解しやすくなりますが、前腕から指へ筋肉の腱はまとまって手首を通過します。通常、手をよく使うセラピストの手部の腱は緊張し収縮気味のことが多く、狭い手首

◆手根管の空間

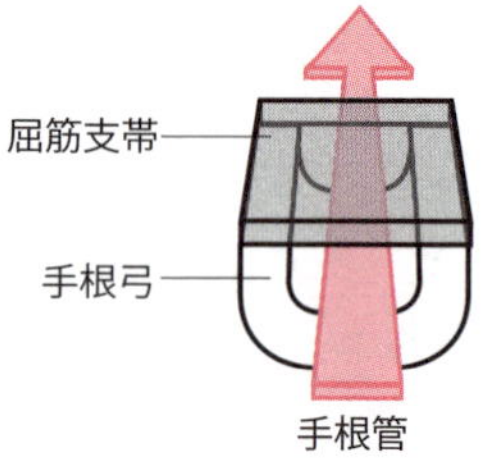

前腕部や手部の筋肉や腱が緊張して収縮し、太くなると、手首の屈曲・伸展のたびに手根管の中で摩擦が起こり、炎症や神経圧迫を起こしやすくなる

◆右手首付近の断面図

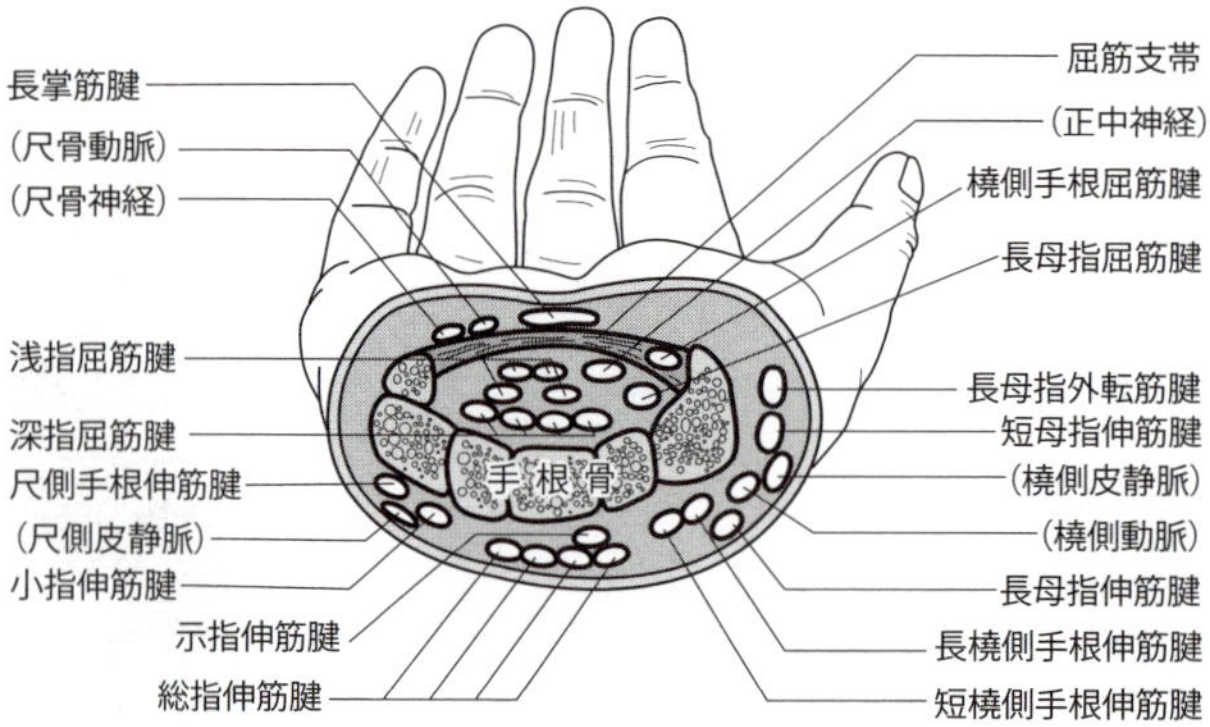

イラストではわかりやすく隙間をとって示しているが、実際には、腱は骨に沿ってくっついている
（参考書籍：『グレイ解剖学』エルゼビア・ジャパン刊）

の空間の中でそれらの摩擦が起こると、そこに炎症が起きやすくなり腱鞘炎となります。90度より狭い手首の角度で施術を行なうと、この空間はより狭くなり、このような施術はセラピストとしての寿命を縮めるようなものだといえるでしょう。

また、余談ではありますが、ピアノやテニスなど手首に負担の多いことを趣味にしている場合も注意が必要です。お休みの日には手首を充分に休ませて下さい。

×間違いチェック：手首の角度が１２０度よりも大きい

前述した「上半身が前に倒れすぎる姿勢」と同じように、この位置では接着面に圧が伝わりません。軽い滑るようなタッチはできますが、それ以外の深い安定感のある圧はつくれません。

× 手首の角度が120度よりも大きい

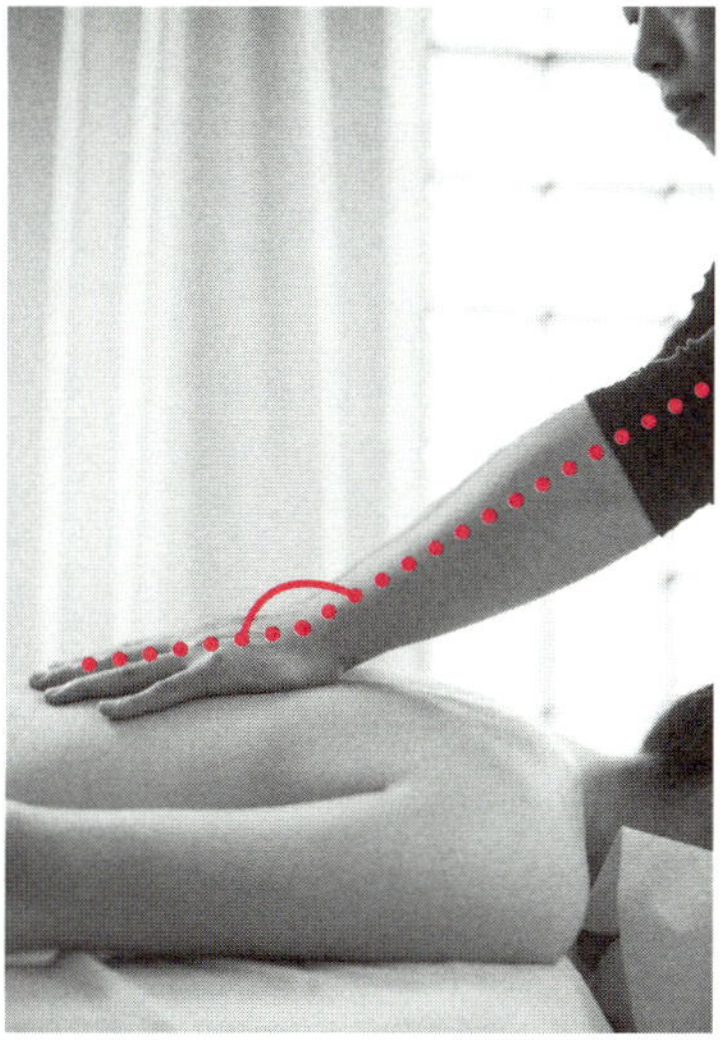

× 手首の角度が90度よりも小さい

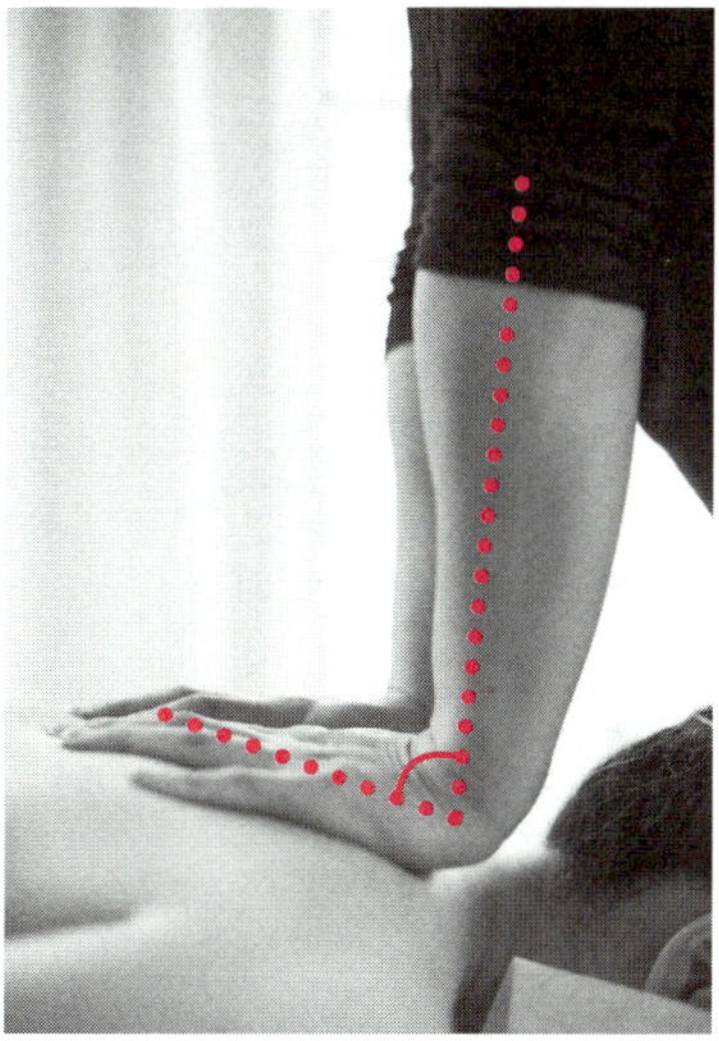

×間違いチェック：手首を内へ閉じすぎ

この位置で圧をかけると、手首の橈骨側《とうこつがわ》（腕橈骨筋、長・短橈側《とうそく》手根伸筋）や橈側手根屈筋、長掌筋《ちょうしょうきん》への緊張が増します。さらに、肘が不自然に内側へ回転した状態で過重がかかるため、上腕骨の内側上顆稜《ないそくじょうかりょう》や総屈筋腱、手首の親指側に負担が大きくなります。

×間違いチェック：手首が90度近く内転

「手首を内へ閉じすぎ」の状態からさらに負担が大きくなり、緊張だけでなく痛みや炎症を起こしやすくなるので絶対厳禁の姿勢です。腕橈骨筋にも過剰な緊張を引き起こします。尺骨側の手根骨にはギヨン管とよばれる部分を尺骨神経や動脈が通っていますが、この部分で神経や動脈が過剰に引き伸ばされ、緊張した筋肉によって圧迫され痛みが起きやすくなります。

× 手首を内へ閉じすぎ

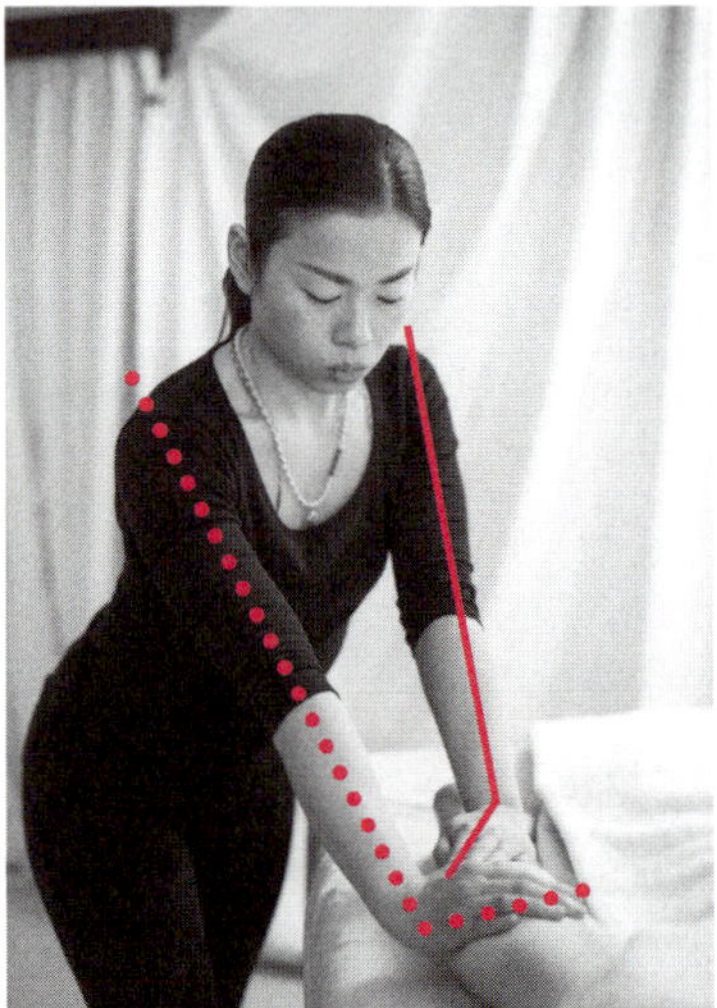

× 手首が 90 度近く内転

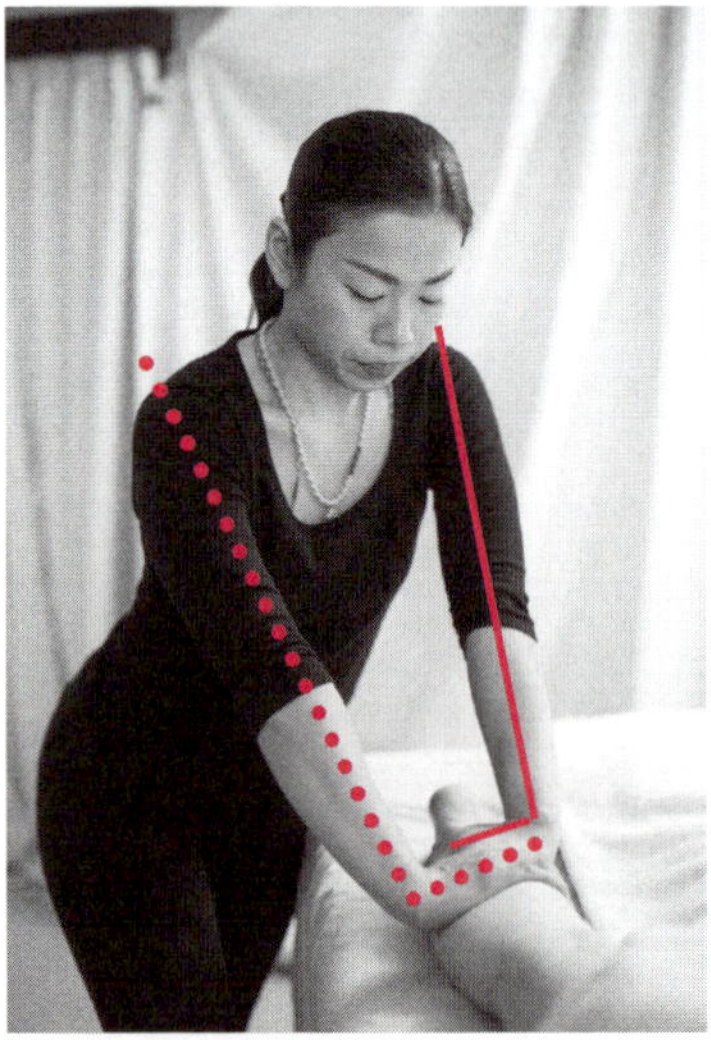

×間違いチェック：手首を外へ開きすぎ

前腕部の尺骨側の筋肉（尺骨手根伸筋、指伸筋）やその付着部である上腕骨の外側上顆稜《がいそくじょうかりょう》や総伸筋腱に、緊張をつくりやすくなります。また、この手の向きで圧をかけると手のひらが外へ滑りやすくなるため、無意識のうちに腕を内側に引き寄せようとする力が働き、上腕三頭筋長頭・三角筋前部繊維・大胸筋にも不必要な緊張をつくりだします。

×間違いチェック：手首が90度近く外転

「手首を外へ開きすぎ」の状態からさらに負担が大きくなり、筋肉疲労だけでなく痛みや炎症を起こしやすくなるので絶対厳禁の姿勢です。肘と手首の回転が大きすぎるため、上腕骨の内・外側上顆稜付近と手首橈骨側にさらに緊張が発生します。前述のギヨン管周囲の空間が狭

× 手首が 90 度近く外転

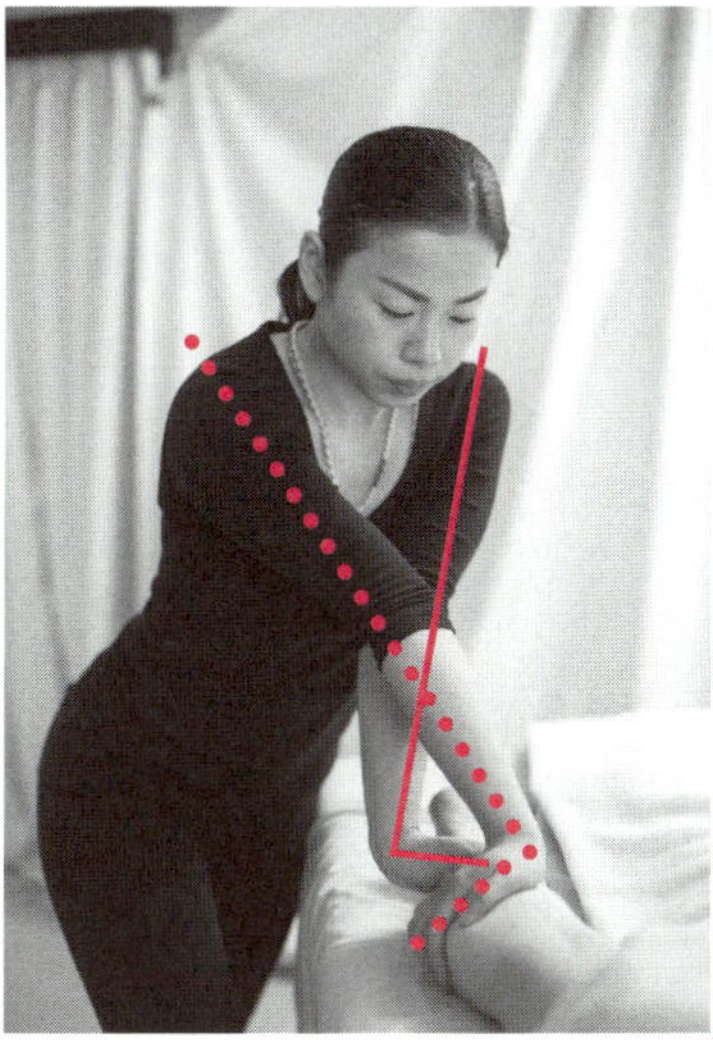

× 手首を外へ開きすぎ

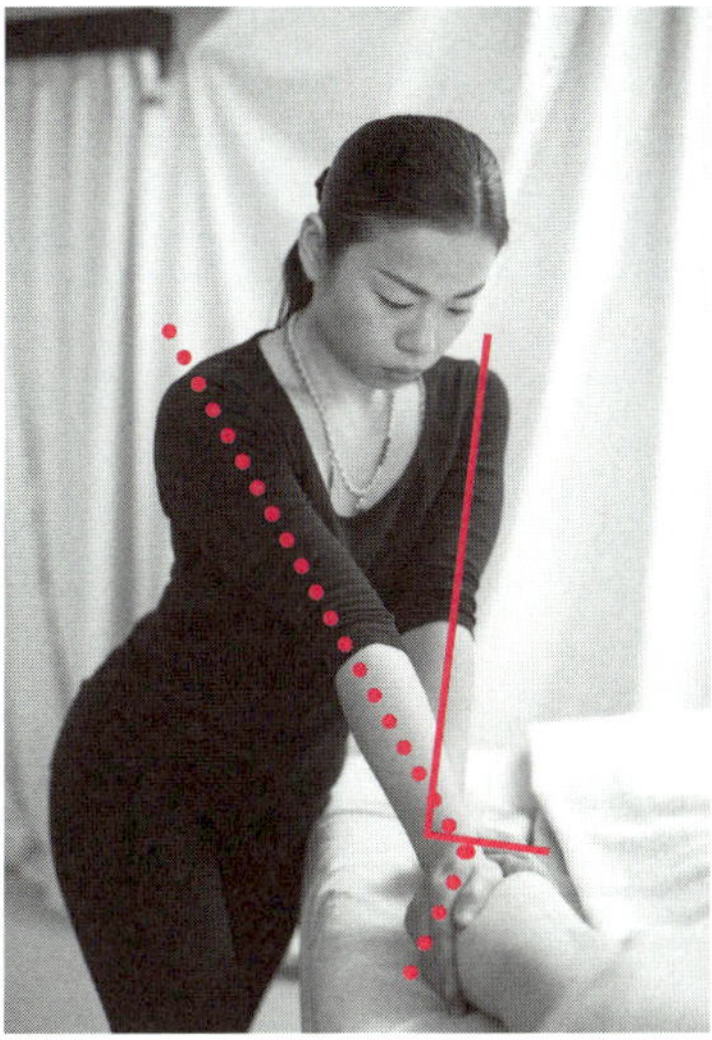

くなり、神経や動脈が過剰に圧迫され痛みや炎症が起きやすくなります。

×間違いチェック：手首を90度近く内転＋肘を曲げる

「手のひらを90度内転」の状態から、手首への負担を軽減するため肘を曲げている位置。この位置では肘で圧が逃げてしまうため、十分な圧をつくれません。また、肘を曲げることで上半身が前かがみになり、腰椎背部の筋肉（脊柱起立筋郡、腰方形筋）や大腰筋などが過剰に連動しなければならず、腰痛の原因になりやすくなるので、身体への負担が大きく効果は少ない姿勢です。絶対厳禁です。

× 手首を 90 度近く外転＋肘を曲げる

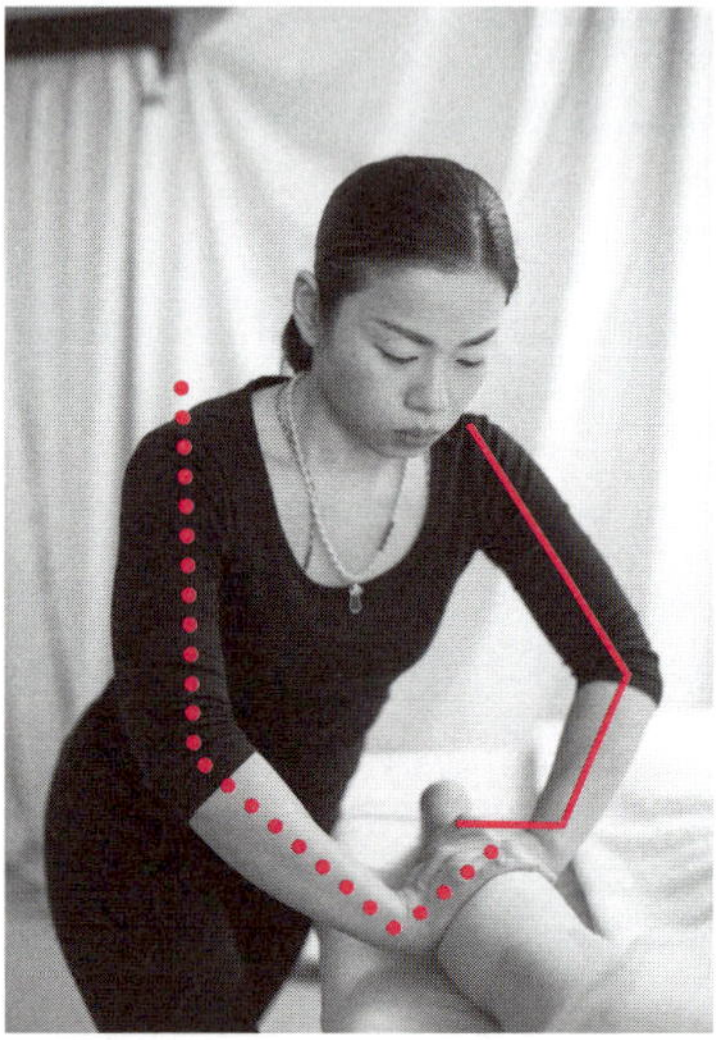

第7章

マッサージセラピーのテクニック

スウェディッシュ・マッサージから医学的に進化したマッサージセラピー

スウェディッシュ・マッサージは、「ソフトティシュー（軟部組織。筋肉、腱、靭帯、筋筋膜など）」への圧によって身体の循環機能を促し、総合的に健康を回復・維持するのに効果的な手法です。血液やリンパ系の循環を促して酸素や栄養素が身体に運ばれるだけでなく、筋肉中の疲労物質や、細胞からの老廃物などを回収して取り除くのを助けます。これは、筋肉の緊張や疲れを緩和し、関節の可動範囲を広げることで身体全体の本来のしなやかさを取り戻すのに役立ちます。また、神経系を落ち着かせて身体が深く呼吸できる安定した状態を取り戻すのを助けます。

北米ではスウェディッシュ・マッサージが基礎となって、さらに医学的・専門的に進化して「マッサージセラピー（マッサージ療法）」という新しい分野が確立されました。スウェディッシュ・マッサージで使われるのは、簡単な5つのストロークだけですが（1種類ずつのエフルラージュ、ペトリサージュ、フリクション、タポテメント、バイブレーション）、マッサージセラピーではバラエティー豊かなストロークを、クライアントの筋肉の緊張の状態を見極めて効果的に使い分けます。手のひら全体、手の腹、手根、手の甲、小指側の手の腹、指、指の関節、拳、前腕、肘を使って様々なストロークをつくりだします。

たとえばスウェディッシュ・マッサージではペトリサージュは1種類だけですが、マッサージセラピーでは6種類のバリエーションがあります。また、これらマッサージセラピーのストロークは、ストロークそのものの効果だけではなく、筋解剖学（骨学による骨指標などの名称、筋肉学による骨格筋の筋肉の名称、各筋肉の起始部と停止部、各筋肉の作用を学ぶこと）によって、その相乗効果が発揮されますので、筋解剖学の勉強は必須です。ボディワーク系オイルマッサージのプロフェッショナルとして究極のリラクゼーションのボディマッサージを提供するために、ここでは、マッサージセラピーの基本ストロークと、ふたつのアドバンステクニックをご紹介しましょう。

マッサージセラピーの基本ストローク

1．ホールディング

施術のはじまりや終わりに、クライアントとの優しいコンタクトとして用います。まずはセラピストとして自分の呼吸と心身のリズムを

1．ホールディング

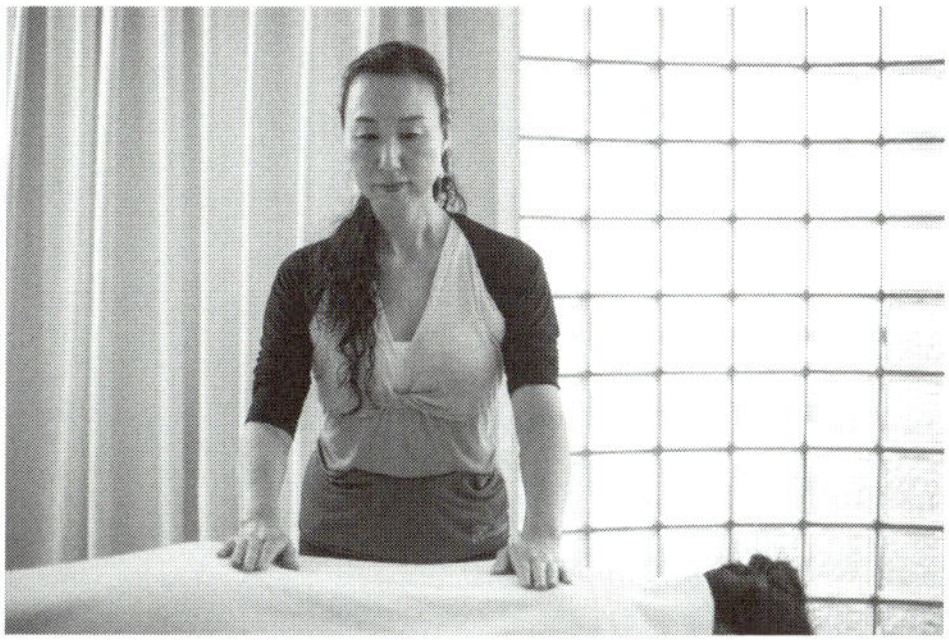

ホールディングの効果

①心身を落ち着かせ、呼吸を深くするのを助ける
②一体感を感じることで、深いやすらぎの感覚に導く

整えて、手のひらをゆっくりとクライアントの身体にあてます。オープニングは、自然にゆっくりと呼吸しながらクライアントの身体を感じ、手のひらの感覚を通してクライアントに「こんにちは」と語りかけるように行ないます。施術の間は、身体を深く感じてもらうためにも言葉での会話は控え、手で会話する感覚でこの瞬間を大切にしましょう。クライアントにとって日常的に体験することのない深いレベルで自分の身体を体験する機会となるようにします。

施術途中で用いる場合は、クライアントがマッサージを充分に味わい吸収するためのブレイク（休憩）として取り入れ、施術のエンディングではその日のセッションに感謝しクライアントと共にワンネスの感覚で一緒に呼吸して、優しくゆっくりとエネルギーを離してください。

2．エフルラージュ

Ⓐ手のひらで

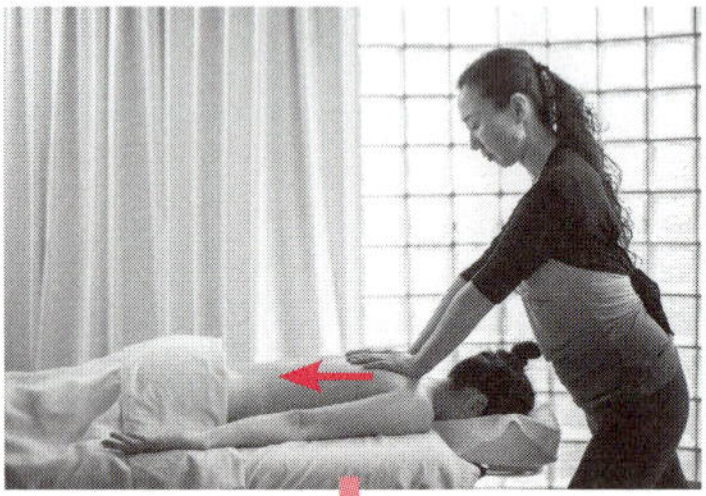

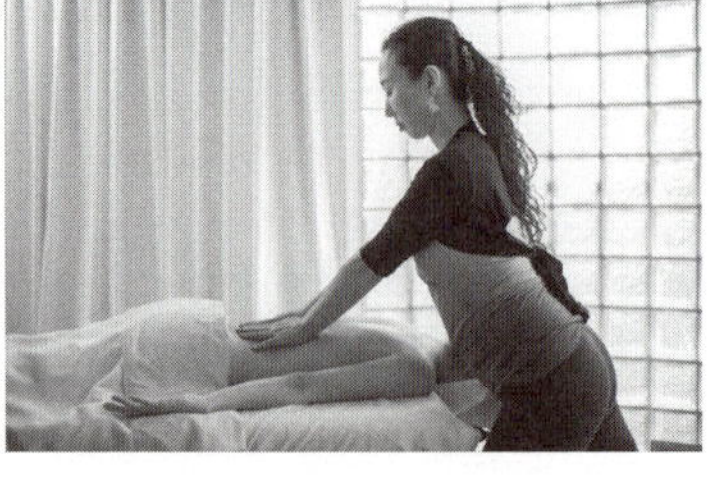

エフルラージュの効果

①皮膚や身体の表面の血液やリンパ液の循環を助ける
②細胞に栄養を届け、同時に老廃物を取り除くのを助ける
③交感神経系の興奮を静め、筋肉の門の緊張やそれに伴う痛みを緩和する
④腫れやむくみを緩和する

2．エフルラージュ

エフルラージュは、すべてのオイルマッサージで最も頻繁に用いられるストロークです。日本では軽擦や強擦と訳されていますが、実際にはその圧は2種類ではなく、スピード、リズム、肌との密着度などによって、感触に大きな変化をつくりだせます。エンジェル・タッチといわれる優しくソフトなタッチから、筋肉の深層までじわじわ～とあたたかく染み込んでいく赤外線のようなタッチまで、多種多様です。

エフルラージュには、手のひら、拳、前腕などを使います。圧をかけながら、ゆっくりと、あるいはリズミカルに繰り返し行ない、主に、背中、腕、脚全体に長めのストロークとして用います。腕や脚の場合には、静脈の血液循環を助けるために必ず心臓に向かう方向で用います。

エフルラージュは、施術を始めるにあたって、

Ⓑ拳で

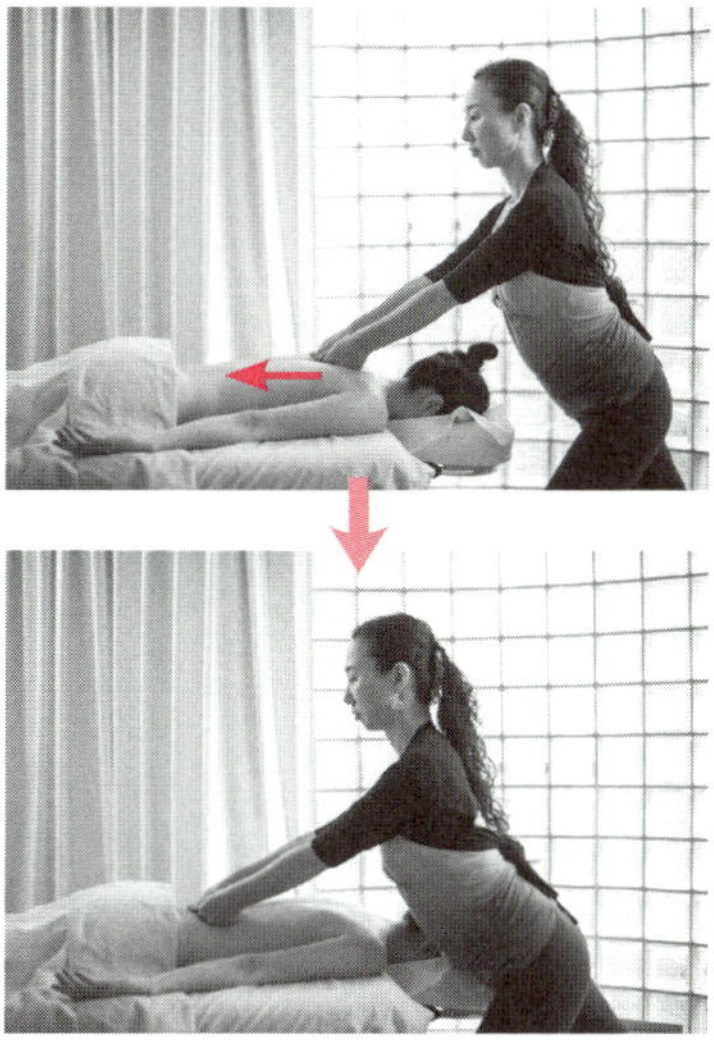

Ⓒ前腕で

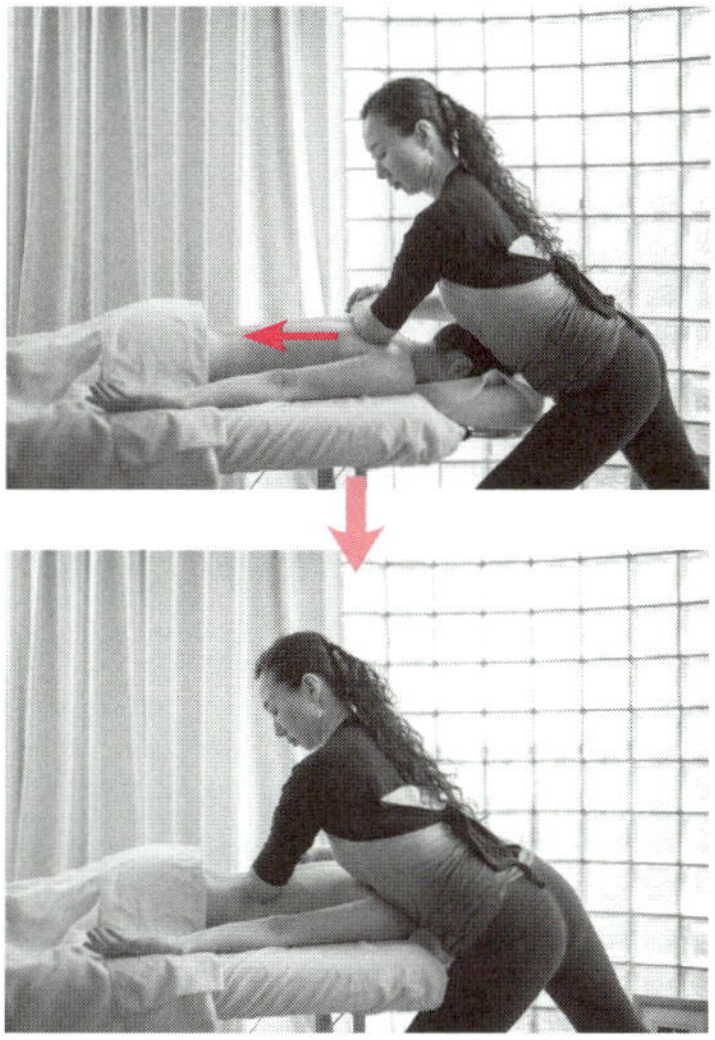

身体の準備を整えるのに最も適しています。また、その後のディープワーク（強い圧をかけて行なう作業）やポイントワーク（フリクションやマースル・ストリッピングなど、圧をかける場所を絞って集中的に行なう作業）の合間や最後に「ちょっと、ひとやすみ」するように取り入れると、リフレッシュして身体がゆっくりと深呼吸することができ、クライアントも次の作業へ向けて心を切り替えることができます。そして、最後の締めくくりとして用いると、施術の効果を身体にじっくりと染み込ませるのに効果的です。

3．ペトリサージュ

一般に「揉捻」とも訳されていますが、衣服の上からの施術と肌に直接に触れてオイルを使って行なうものとは、基本的なテクニックが全く違いますし、ストロークの種類もひとつではありません。ですから、日本語の施術の言葉をあてはめるよりも原語で理解する方が誤解が少ないでしょう。

ペトリサージュには、手のひら全体、指、指の関節、拳、前腕、肘などを使います。主に身体の横方向への局部的なストロークとし

3．ペトリサージュ

①マースル・スクウィージング

親指と四指でつまんで絞るようにする

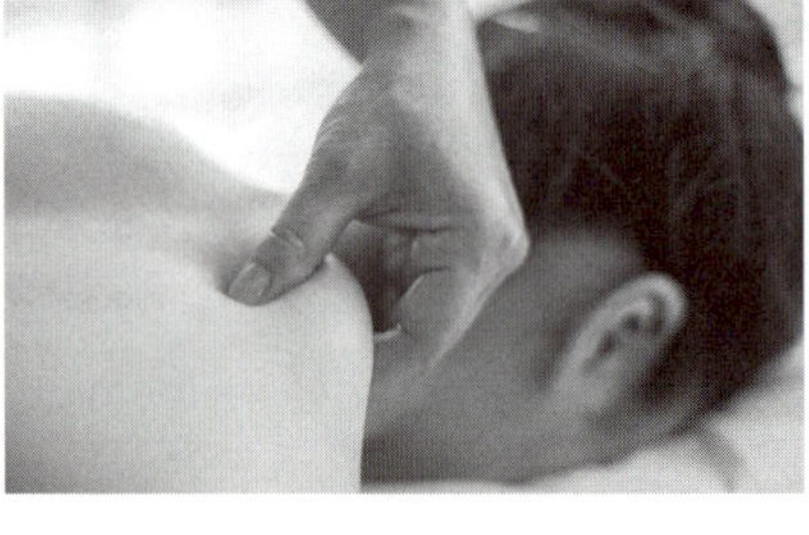

ペトリサージュの効果

①骨格筋の収縮する動きを真似ることで、局部的に深部の血液とリンパ液の循環を高める
②深いペトリサージュは筋肉、腱、筋筋膜を含む結合組織の癒着をほどく
③筋肉の局部的な緊張を緩和する

て用いますが、縦方向に長く進む場合は、リズミカルに何度も繰り返して行ないます。裂く、引っ張る、つまむ、絞る、ひねる、かき混ぜる、持ち上げるなどの動きを含む幅広いバリエーションがあります。このような動きによって骨部から筋肉を引き離すことで深部の血液循環を助けるばかりでなく、さらなるディープワークへの準備ともなります。

①マースル・スクウィージング

親指の先端と指の先端や、親指の腹と4指（人差し指～小指）の腹、または手の腹と指との間で筋肉をつまんで絞るようなストローク。肩の上部、背部の側面、腕、大腿部から下肢にかけて行ないます。ソフタッチのアロママッサージに慣れているセラピストには、筋肉をしっかりとつまんで最後まで絞るストロークが

②マースル・ストリッピング

Ⓐ親指で圧をかけながら滑る

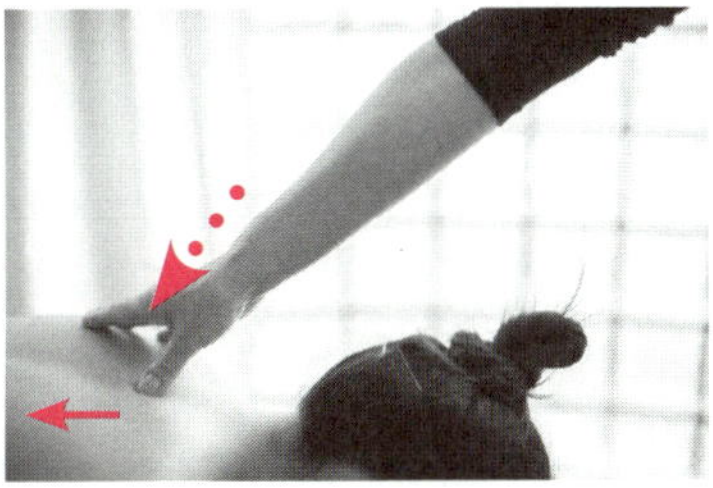

Ⓑ四指で圧をかけながら滑る

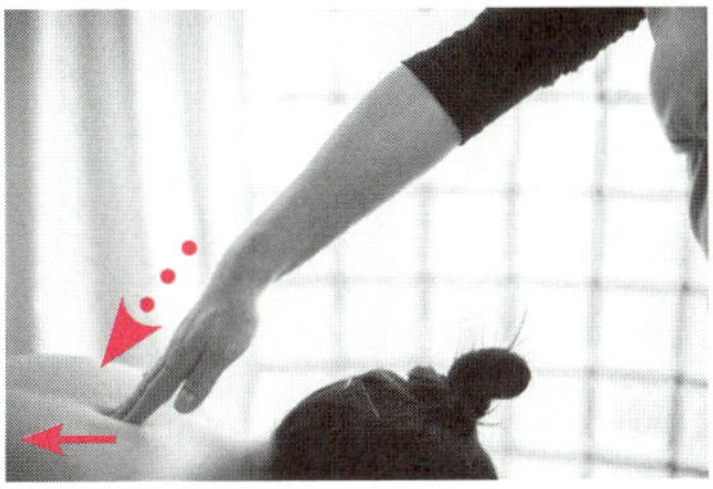

Ⓒ肘で圧をかけながら滑る

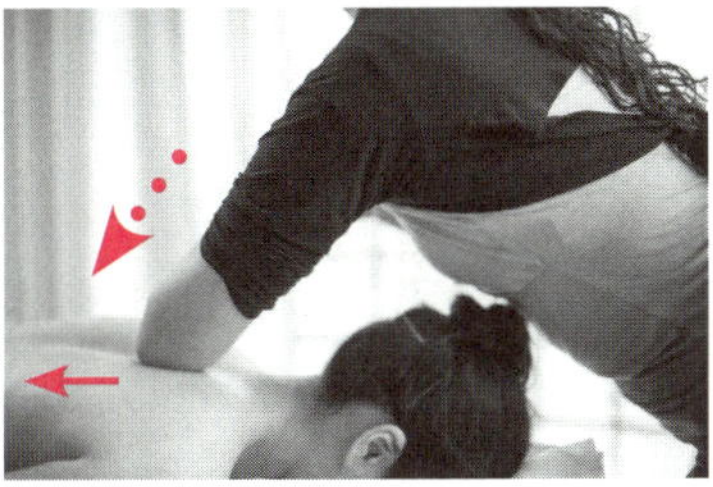

できず、筋肉の表面を滑ったり、無意識に肩や腕に力が入ってしまいます。肩や腕はリラックスしたままで、しっかりとつまんで絞ります。フレッシュなレモンやグレープフルーツを丸ごと掴んでぎゅ～っと絞り出すような感じで、クライアントの筋肉の状態に応じてゆっくりと、あるいは、アップテンポでリズミカルに行ないます。

②マースル・ストリッピング

親指の先端、4指の先端、肘を使います。普通からやや強めの圧まで幅広く調整しながら行なうストローク。筋肉の繊維の方向にそって、急がずにじっくりと圧を集中させます。「ストリッピング・チーズ」をご存知でしょう。筋肉の繊維の方向にそって「裂く（stripp）」ようにしっかりと圧をかけます。腱や骨の付着部にも使えます。

③リンギング

両方の手のひらを使って、左右の手を逆方向に動かし、その間で筋肉を挟んでひねるようにすると、絞り出すような効果が生まれます。特に、腹部の側面や殿部、大腿部の側面など、丸みのある部分に効果的に使うことができ

③リンギング

Ⓐ4指で持ち上げる

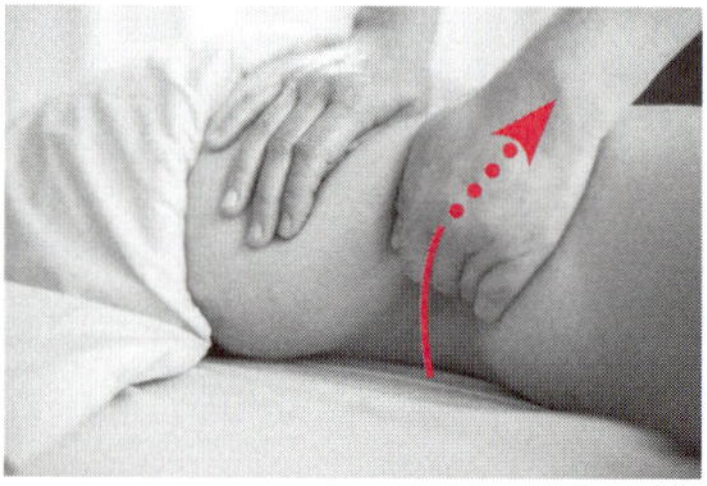

Ⓑ手根で押す

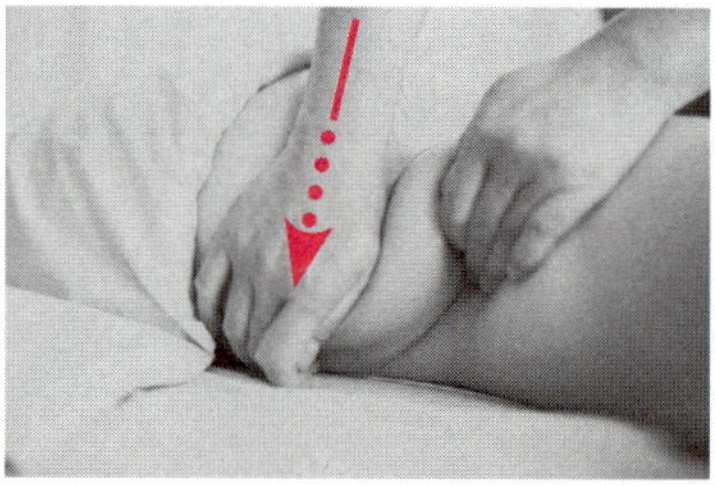

ます。持ち上げながら自分の方へ引く手の圧と、下げる方の手の圧を自在に調整するとより効果的です。

アロマセラピーに慣れていると皮膚の表面をつるんとさするような感じになりがちですが、それはエフルラージュで手を交互に動かしているだけで、リンギングとは異なります。

これはかなりの運動量のあるストロークです。手や腕だけでなく足や体全体の動きのシステム、つまりボディメカニクスをきちんと使ってダイナミックでリズミカルに行ないます。

④ピッキングアップ

親指と4指で筋肉をつまんで持ち上げます。その下の組織や骨から引き離す感じで行ないます。

⑤スキンローリング

親指と4指とでしっかりと皮膚をつまんで、その

④ピッキングアップ

親指と四指で持ち上げる

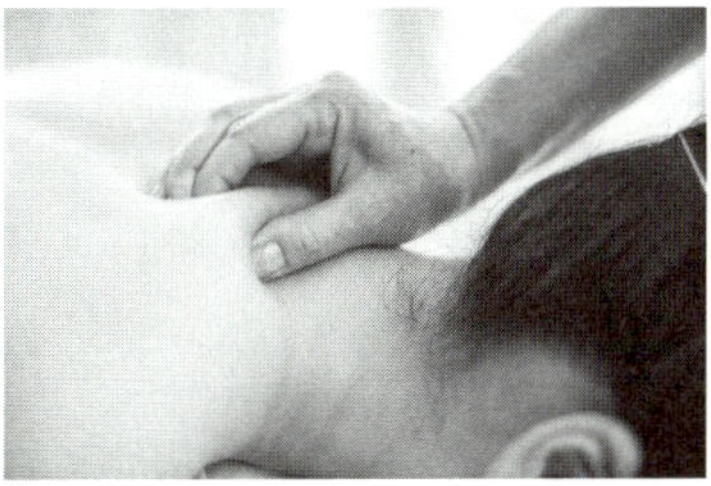

⑤スキンローリング

親指と四指で皮膚を転がすように進む

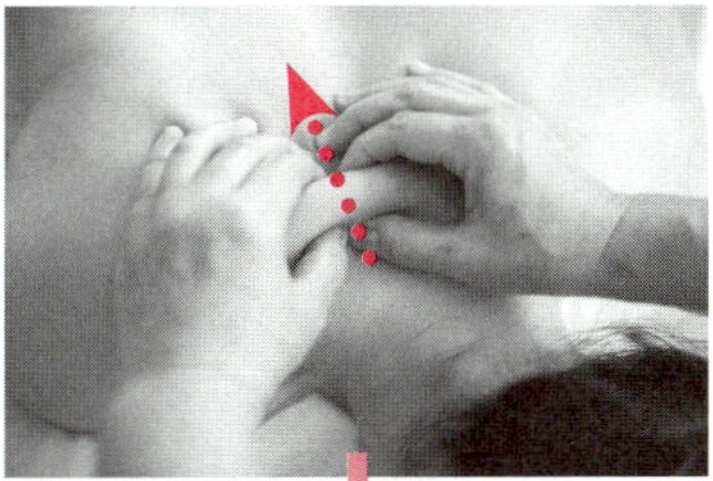

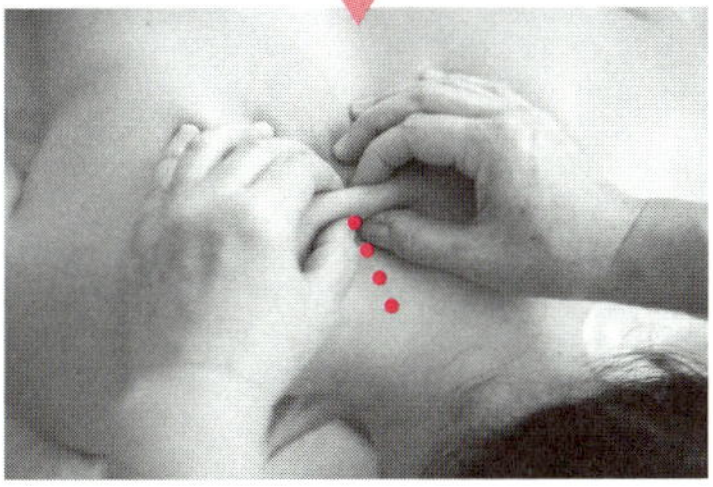

皮膚を親指と4指の間で転がすように進みます。皮膚の表面の血液循環を高めると同時に、ゆっくりと進みながら硬くなって癒着している部分を探しあてて、前進しながらそれを緩めます。しっかりとつままないと、つまんでいる部分がすぐに消えていってしまい、「転がす（roll）」ことができなくなりますので注意しましょう。サーフィンで大きく転がる波をとらえていくようなダイナミックな感触と、優しい丁寧さで行ないます。

これは局部的なディープワークを必要とする場所を特定するためにも用いられます。また、皮膚だけでなく、体表の筋肉にも使えるので肩の上部、背中（特に上背部）に特に適しています。

⑥ニーディング

親指、指の先端、手の腹、前腕を使います。短くリズミカルに一定方向か、円を描くような動きを繰り返しながらこねるようにします。両手で左右同時でも、より圧を集中させたい場合は、片方にもう一方の手を重ねてサポートとして使うと良いでしょう。

⑥ニーディング

Ⓐ円を描くようにリズミカルに進む

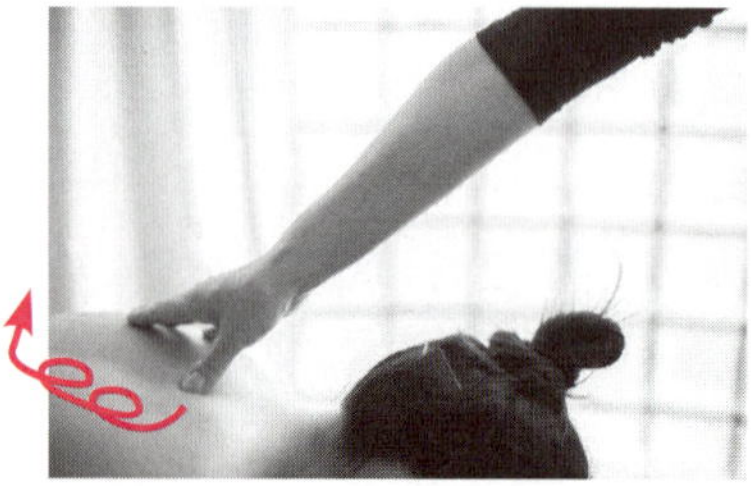

Ⓑ繰り返し直線的にリズミカルに進む

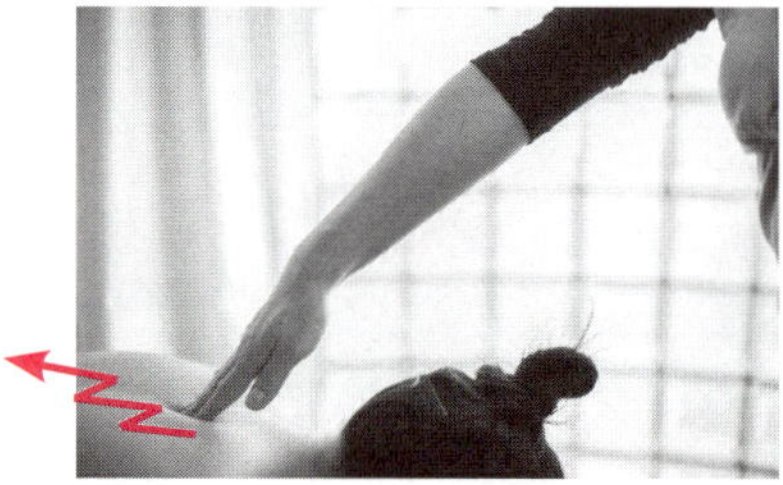

4．フリクション

親指、4指の先端、前腕を使います。ニーディングとの大きな違いは、フリクションは大きく滑る動きはなく、一カ所に留まって行ないます。緊張した筋肉、過去の病気や怪我などによって炎症を起こし癒着した筋肉、筋肉・筋筋膜を含む結合組織、可動域を狭めている関節部の腱や靭帯などに用いることができます。

またフリクションは、ピンと張った緊張をもつ筋肉部を探すのにも効果的に使えます。どの方向に動いていくかで3種類のフリクションがあり、筋肉繊維に対してどの角度をとるかによって、緩和する特徴が違うので、筋肉の緊張の状態で見極めます。

①サーキュラー・フリクション

丸く円を描くように行なう。

②縦方向フリクション

筋肉繊維と同じ方向で行なう。

4．フリクション

①サーキュラー・フリクション

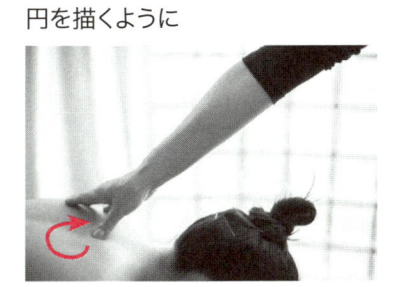

円を描くように

フリクションの効果

①癒着部分を引きはがす
②局部的に血液循環を快復する
③関節部の可動範囲を広げる
④過去の病気や怪我によってできた皮膚、筋肉、筋筋膜を含む結合組織の癒着をほどき、これからの癒着をできにくくする

③クロスファイバー・フリクション

筋肉方向に対して90度の角度で、筋肉を横切るように行なう。

②縦方向フリクション

筋繊維方向に用いる

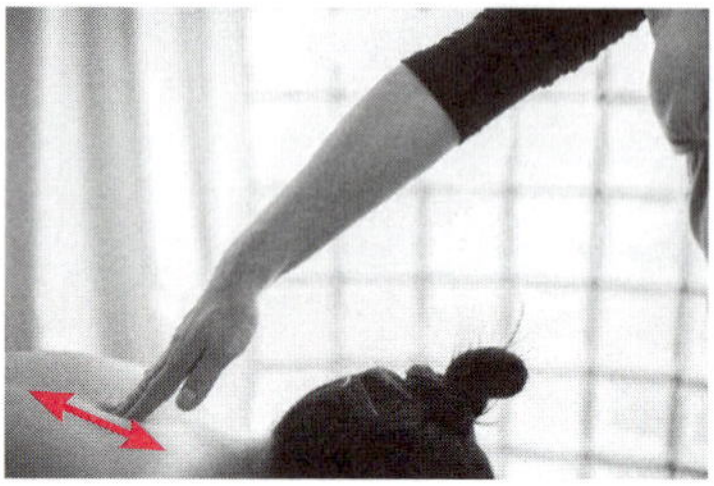

③クロスファイバー・フリクション

筋肉に対して 90 度で

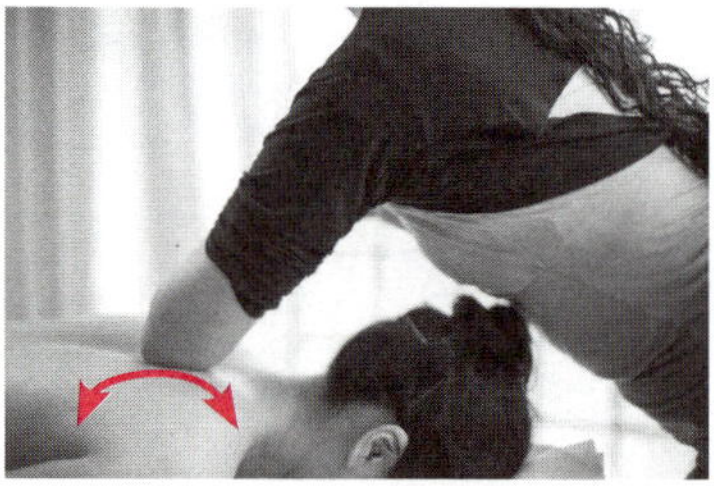

5．タポテメント、パーカッション

手のひら全体、小指側の手の腹、拳、5指の指先などを使います。クライアントの反応を観察しながら心地良い強さ、リズム、スピードを決めて、ドラムを軽く叩くような感じで行ないます。肌に直接施すこともできますが、クライアントにとっては、シーツやタオルのドレーピングの上からの方が心地よく感じられるでしょう。叩く強さ、リズム、スピードによって、神経をなだめて落ち着かせることも、逆に活気づけることもできます。施術の最後や、身体の次の部位に移動する前の区切りとして用いられます。例として、プリスポーツ（競技前に筋肉をONにする）、ポストスポーツ

5．タポテント、パーカッション

②-1 カッピング

手のひらをカップ状にして叩く

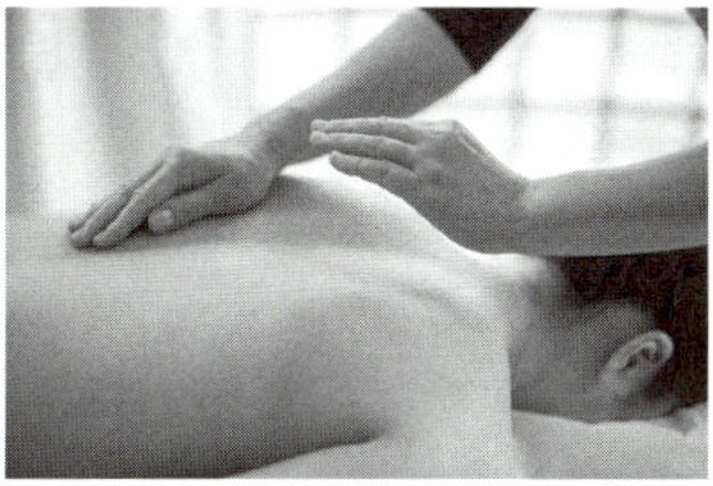

①-2 クラッピング

手のひらを広げて叩く

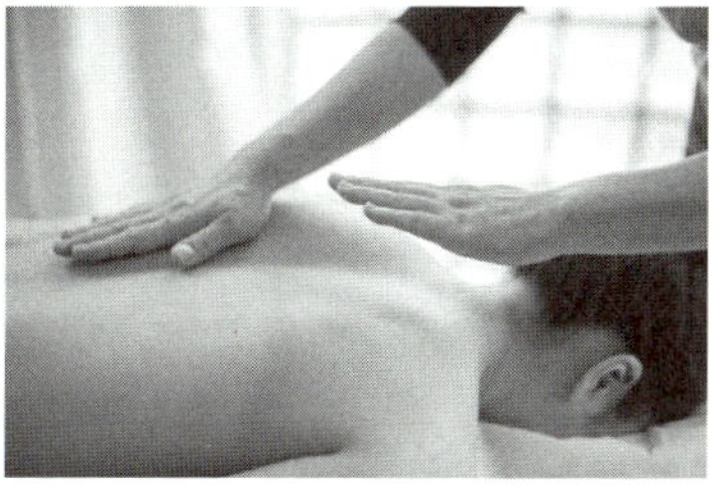

タポテント、パーカッションの効果

①背中に用いられる場合、胸のつまりを静める
②筋腹（筋肉の腹の部分）に用いられる場合、筋肉の収縮を促進する
③強めのタッチで早く短く行なうと、神経反射作用によって、筋肉の収縮を促進して血管を収縮させる。スポーツマッサージのプリマッサージとして効果的に用いられる
④軽いタッチでゆっくりと長く行なうと、ヒスタミンが放出されて、血管が拡張し血液循環がよくなることで、筋肉の緊張を緩和するのでリラクゼーションに効果的。スポーツマッサージのポストマッサージとしてもよく使われる

（競技後に筋肉をＯＦＦにし休ませる）にも用います。

①カッピング、クラッピング

手のひらをカップ上に丸めたり、広げたりして叩く

②ハッキング

小指側の手の腹で、優しく叩き切るようにする。

③ビーティング

柔らかく拳を握って軽く叩く。

④タッピング

指先で、こつこつと叩くようにする。

②ハッキング

叩き切るようにする

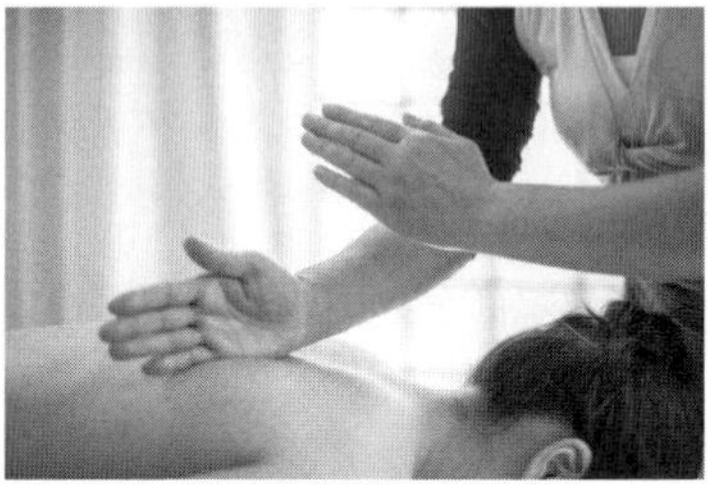

③ビーティング

拳で軽く叩く

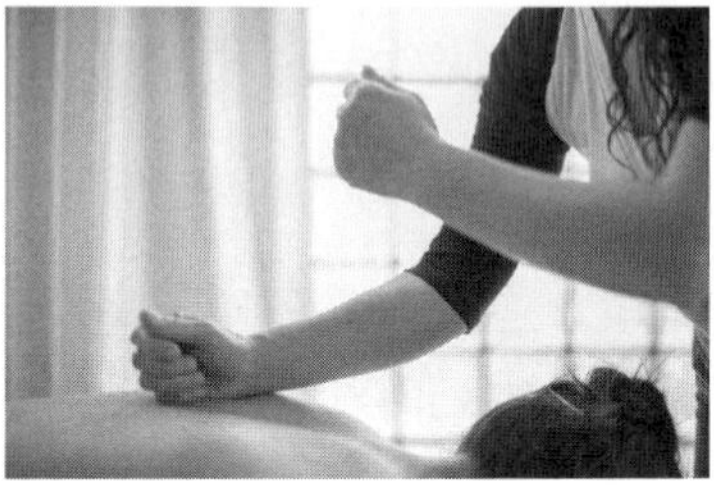

④タッピング

指先で叩くようにする

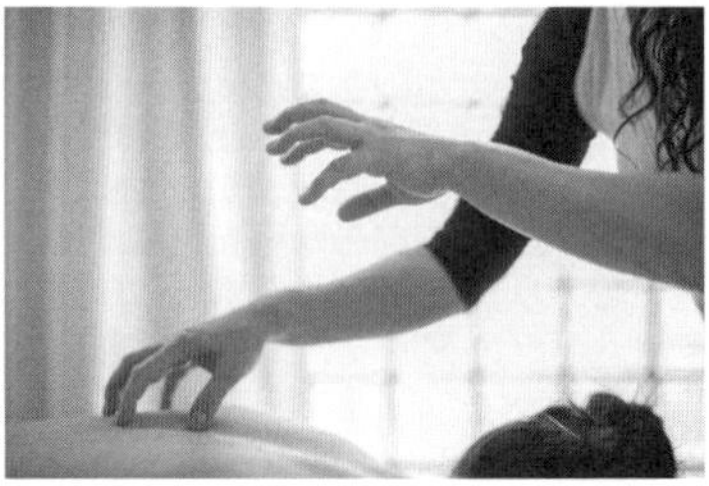

6．バイブレーション

手や指を使い、震えるような振動をクライアントに伝えます。背中などへの長くスムーズなエフルラージュにバイブレーションを加えることも、腕手や脚足部を持ち上げて行なうこともできます。そのエリアのストロークを締めくくるのにも好んで用いられます。

7．ジョスリング

バイブレーションのストロークの変形で、手のひらで行ないます。震えるような動作と共に、両手を前後に素早く動かします。筋肉のかたまり全体や、腕や脚部全体、骨の表面部分や関節部などに用います。

6．バイブレーション

手や指で振動を伝える

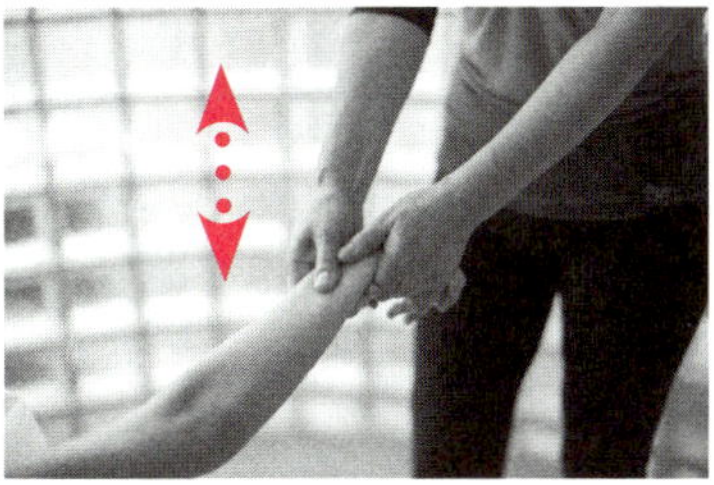

バイブレーションの効果

①神経系の痛みのシグナルを妨げるため、痛みを和らげる（痛みのゲート説による）
②背中や殿部に用いると、落ち着きを高める
③胃や腸の周辺部に用いると、その働きを刺激し促進することで活気づける

7．ジョスリング

振動を伝えながら移動する

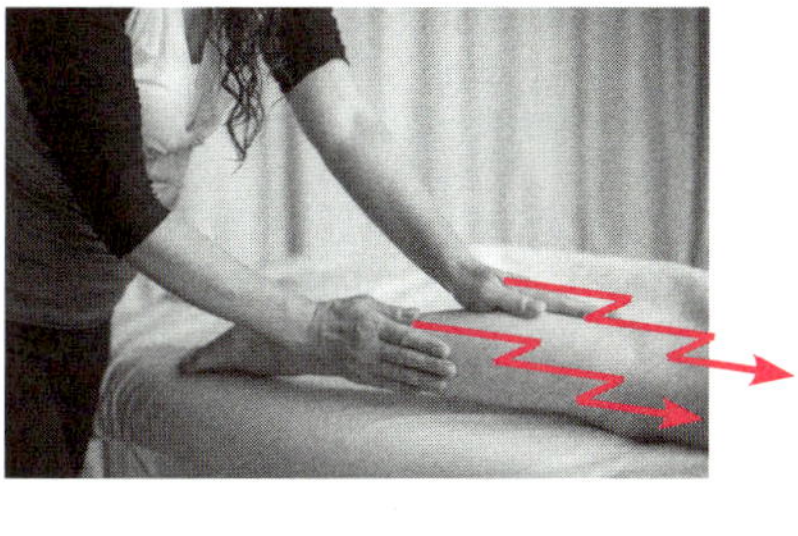

ジョスリングの効果

○長く行なうことで、関節や筋肉にある自己受容器（propiocepters：筋肉の興奮や緊張度合いを感じる器官）をリラックスさせ、身体がリラックスしていると感じさせる。だまし効果の一種

8．コンプレッション

圧迫するストロークで、指圧の圧のかけ方にも似ていますが、親指だけでなく、手のひら、手の腹、手のひらの手根、ゆるく握った拳、前腕で行ないます。クライアントの身体に自分の体重をのせるようにして、ゆっくりとスムーズに、あるいはリズミカルに行ないます。

無理に腕や手で力を入れて押したり、無意識に肩や腕に力が入っていると、クライアントにとっては、「ただ強いだけの心地の悪い圧」になるので注意が必要です。

コンプレッションは決して骨の上や関節部に行なってはいけません。また、腋窩《えきか》、鼡径部、膝の裏側など、筋肉が少なく皮膚の下すぐに大きな動脈や静脈、神経が走っている場所にも用いてはいけません。

コンプレッションにはオイルが必要でないため、ドレーピングの上から行なうことも可能で、スポーツイベントなどではアスリートによく用いられます。また、頭髪や、男性クライアントで体毛が絡まるために滑るストロークを用いにくい部位に有効です。

8．コンプレッション

圧迫する

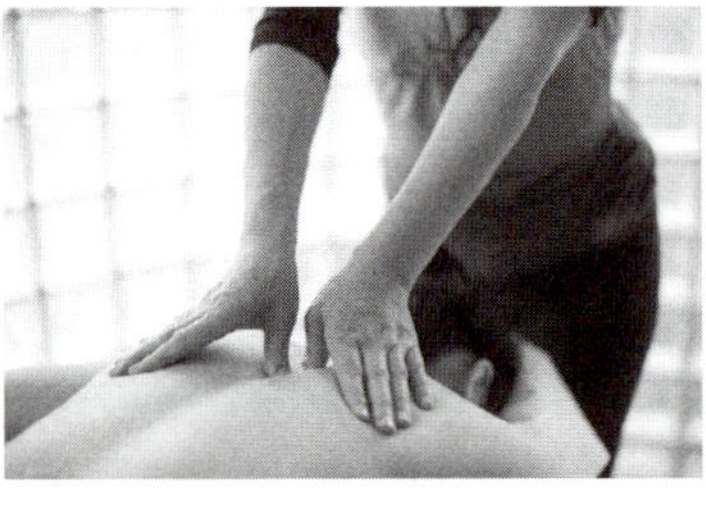

コンプレッションの効果

①筋筋膜を含む結合組織や筋肉繊維を圧によって暖め、ストレッチする
②遠心性調節を受ける感覚受容器である筋紡錘（きんぼうすい）を刺激し、筋肉の調子を高める。つまり、筋肉が伸展する紡錘内繊維も伸展され、知覚神経繊維からのインパルスによって適当な筋緊張の命令が下される。結合組織の癒着をほどき、これからの癒着をできにくくする

マッサージセラピーのアドバンス・テクニック

次にご紹介するアドバンスの手法は、日本では「ワンランク上の手法」として、これら単体の講座のコースを取得し施術に使っている方もいるようですが、それはセラピストとしての土台のないまま家の柱を建てるようなもの。専門的なボディワーク系オイルマッサージにおいてはマッサージセラピーという土台が必要です。筋解剖学（専門的なレベルの骨学・筋肉学・神経学）とマッサージセラピーの施術テクニックを身につけ、そのアドバンスとして技術向上のために取り入れてこそ、専門性の高いオイルマッサージのセラピーとなるのです。

1．マイオファッシャル・リリース・テクニック（筋筋膜療法）

マイオファッシャル・リリース・テクニックとは、筋肉の筋肉繊維だけでなく、トーマス・マイヤーズの「アナトミー・トレインズ」などの理論に沿って、より筋筋膜（myofascia）に焦点をあてた手法です。筋筋膜とは筋肉を包む薄い膜のことで、その筋筋膜のコラーゲンは熱によって溶けて形を修正することができます。癒着を引きはがしたり、癒着によってよれてしまった筋筋膜を元に戻したり、緊張して収縮してしまった筋筋膜や筋肉繊維を伸ばして、元のしなやかさとのびやかさを取り戻すのに効果的です。

筋筋膜のコラーゲンを溶かす熱をつくりだすためには、手のひらの手根、ゆるく握った拳、前腕、肘などを使い、筋筋膜に届く十分な量の継続的な圧をかけてゆっくりとしたスピードで進みます。ほとんど動きが止まっているくらいのスピードで行なう必要があります。滑りを防ぐために、オイルは最小限にするかオイルを使用しないで肌の油分のみで行ないます。圧の程度に関しては、施術部位や、筋筋膜の緊張の程度によって違います。クライアントに快適さを確認して行ないましょう。

充分に圧をかけられないと、ただのゆっくりしたエフルラージュになってしまい、マイオファッシャル・

1. マイオファッシャル・リリース・テクニック

A 手のひらで

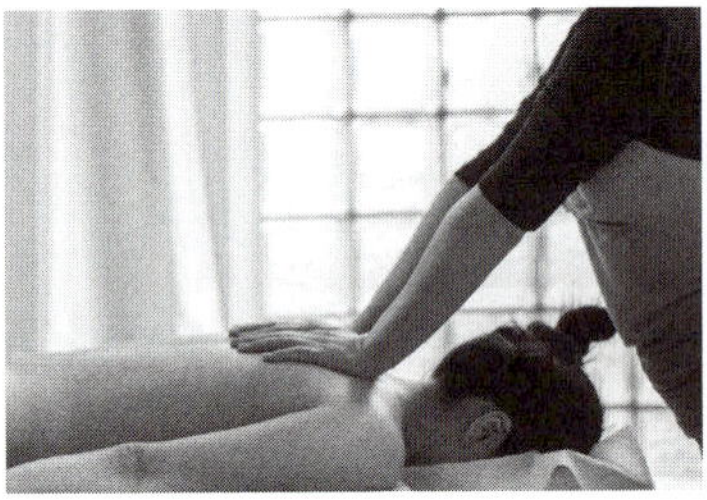

B 拳で

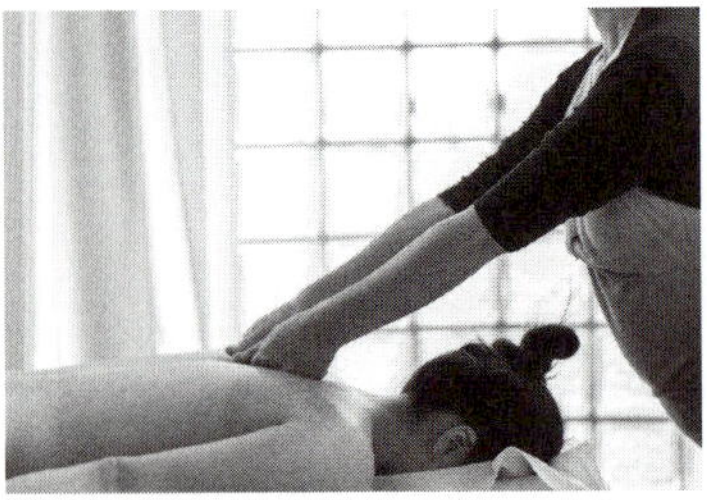

コンプレッションの効果

○筋繊維はそれ自身が癒着するばかりでなく、その他の細胞組織（特に筋膜部）とも癒着しやすく、そうすると筋筋膜同士の癒着も起こりやすくなる。これは筋肉の本来の運動範囲（可動範囲）や血液循環を妨げるだけでなく、痛みや不快感のもととなる。筋筋膜は主にコラーゲンでできているために、筋肉全体にかける持続的な圧で「熱」をつくりだし、コラーゲンを溶かして液状に戻すことで癒着をほどくリリース・テクニック特有の持続性のある「熱」をつくりだせません。エステティックやアロママッサージに慣れすぎていると、肌の上をつるんと滑るストロークになってしまったり、手や腕の力で無理に圧をつくってしまう可能性があります。ボディメカニクスに基づいて、安定した心地良い圧をつくりましょう。また、持続力が必要なこの手法には、雑念をはらった集中力も必要です。

マイオファッシャル・リリース・テクニックの効果は想像以上です。高齢者、骨粗鬆症、筋肉に極度の緊張がある方、あるいは、心臓などに持病などのためにディープワークを受けにくい方の場合に、広い密着面

Ⓒ前腕で

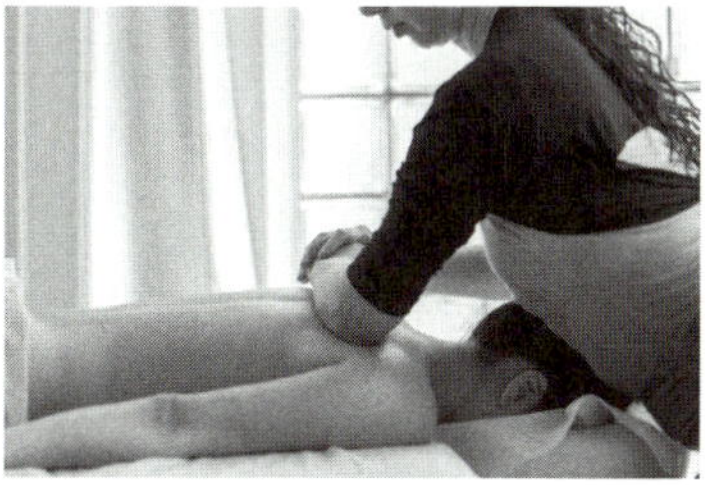

Ⓓ親指で

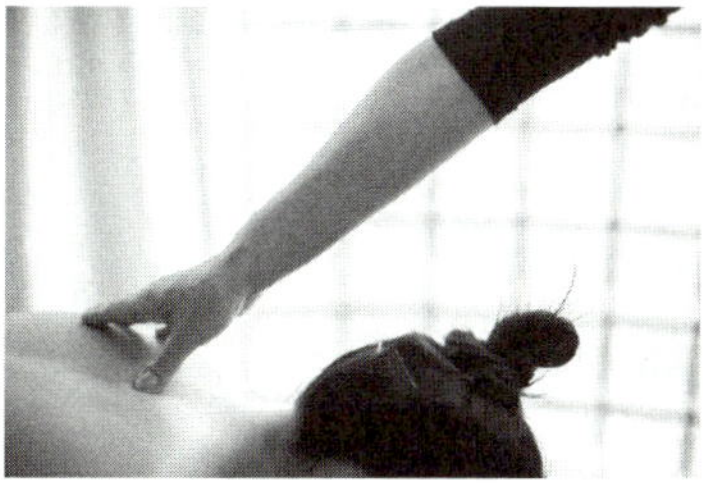

※「myofascia」の日本語訳は正しくは「筋膜」ですが、日本では「筋筋膜」という訳語が一般に知られていますので、この本でもその名称を採用します。この「筋筋膜」という訳語は、主に内臓の筋膜と筋肉の筋膜がある中で、筋肉の筋膜を示すために使われたものと思います。

を使ったその深く安定した圧によって身体の緊張は緩和され、解放感と深い満足感を提供できることでしょう。

また、心身症など身体と心の疲れがある方、日常生活の中で緊張の度合いが強かったり不安な心理状態の方、落ち着きがなかったりイライラしやすい感情のパターンをもっている方の場合にも、このゆったりと安定したタッチを身体に体験することで、身体だけでなく心の領域にも安定した感覚をもたらします。

2．トリガーポイント・テクニック

トリガーポイントと筋筋膜療法は、１９８３年、アメリカの医師 Travell と Simons によって『筋筋膜性疼痛と機能障害』という本で紹介されました。

トリガーには「引き金、きっかけ、はずみ」などの意味があり、トリガーポイント（Ｔｐ）とは慢性的な筋痛を引き起こす「索状硬結《さくじょうこうけつ》」と呼ばれる硬いしこりのことです。Ｔｐは、筋肉の外傷や、悪い姿勢、反復性の筋緊張などで生じることがわかっており、そのしこりが原因となって、最初のＴｐから離れた場所にも関連痛を引き起こします。

ＴＰを体系化した Travell と Simons によると、これはカルシウムイオンの漏出によって筋拘縮《きんこうしゅく》が起こって血液循環が悪くなりエネルギーの危機状態が生まれることと、筋紡錘《きんぼうすい》の錐内筋《すいないきん》の活動電位と交感神経の関与が指摘されています。ＴＰは筋肉・筋筋膜以外にも、皮膚・腱・靭帯・骨膜などにも出現します。

Travell と Simons は、局所麻酔薬の注射やコールドスプレーをかけながら筋をストレッチする方法を紹介しましたが、その後、ボディワーカーの間でも施術法が開発されて、鍼やハンズオン・メソッドも用いられるようになりました。

マッサージセラピーで用いられるのは、漸増加圧法（progressive pressure technique）で、平らに押さえて圧を加える平圧法と、つまんで圧を加える挟圧法があります。これはＴＰを虚血圧迫する方法です。つまり、ＴＰを押したりつまんだりして一時的に虚血状態にしてから、そのリバウンド反応として血流を改善します。ＴＰにはすでに痛みがあるので、外部からの刺激は穏やかに行ないましょう。

施術では、痛みのパターンや関連痛、

2．トリガーポイント・テクニック

Ⓐ親指と四指でつまむ

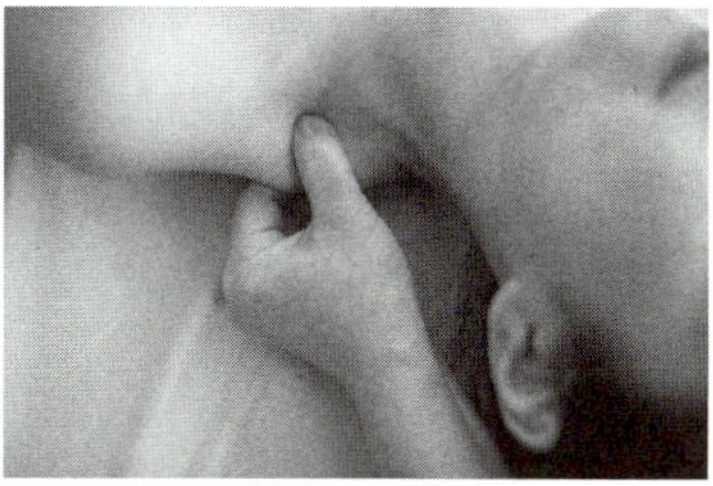

Ⓑ親指で押す

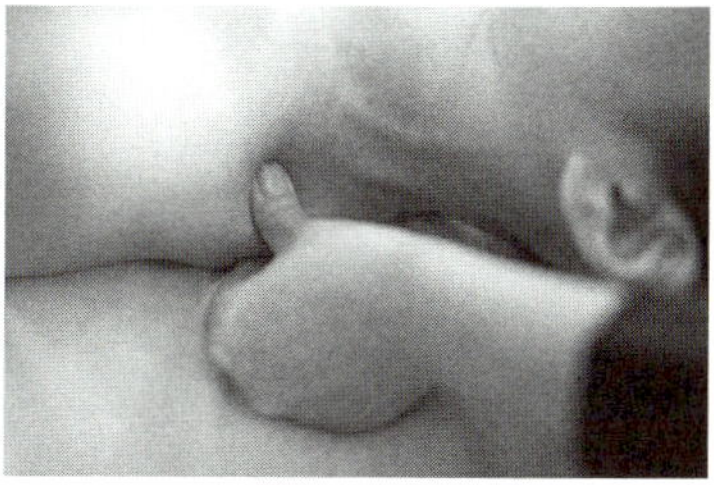

トリガーポイント・テクニックの効果

①索状硬結とその周囲の虚血状態を解消し、血液の循環を回復する
②細胞の代謝産物が蓄積されやすく浮腫などができやすかった状態を解消する
③エネルギー低下状態で運動力が低下していた筋肉の筋力を回復する
④関節の可動域が回復される

姿勢や関節の可動域から、触診でＴＰを特定し、その部位をしっかりと圧迫します。ＴＰの中心に向かってゆっくりと圧迫し、索状硬結の筋肉組織の硬い抵抗を感じたら、そのまま30〜45秒（長くて2分）、安定した圧を加え続けます。指の下で抵抗がゆっくりと解消し緩んでいくのを感じたら、また同じように圧を加えます。これを繰り返し、筋がリラックスした状態になるまで続けます。

ＴＰの痛みが解消した後に、その筋肉部位を自動的にストレッチする（クライアントが自分から行なう）と、ＴＰの部位だけでなく筋肉全体や関節部全体の状態を改善するのに効果的であることも知られています。

第8章

タッチの重要性

「触れる」ことの意味

タッチ（触れること）の重要性に関してお伝えしたいことはたくさんありますが、ここではセラピストの日常の仕事で最低限必要な部分を簡単にまとめます。まずは、リラクゼーションでありがちな誤解によって、「タッチ」のクオリティにマイナスの影響を与える問題について一緒に考えましょう。

セラピー的視点における「愚痴や発散」とは何か？

多くのセラピストから、施術の最中に「愚痴を聞いてあげることがクライアントのストレスの発散になり、喜ばれている」という話を耳にします。しかし、ストレスは一時的に発散しても、時間が経つとまた溜まり、定期的に発散が必要になります。やがてそれは習慣となるでしょう。クライアントが愚痴を聞いてもらえることでそのセラピストを選んでいるとしたら、それは心理的な「依存」や「共依存」の関係をつくっているかも知れません。

一方、「本物の癒し」の作業では、「自分の中の何がその相手、その出来事を引き寄せたのか」「これは何のための学びなのか」と自分自身の心に問いかけます。「発散」は一時的・表面的なものですが、「癒し」は問題を根本から解放します。癒しはその人自身の中で体験されるもので、癒しは「誰かが与えるものでも、誰かから与えられるものでもない」のです。

雑談や愚痴を聞きながら施術することの問題点

セラピスト側への問題点

クライアントの話を聞いている間、セラピストの施術への集中力は低下します。タッチのクオリティが低下するということです。それが習慣化すると「身体の声を聴く」ような繊細な仕事はできません。

クライアント側への問題点

クライアントにとって施術の時間は「思考や雑念を鎮めて、自身の身体や心に向き合う時間」でもあります。ですから、話を続けながら施術をすると、そのチャンスを奪うことになります。施術の間にも雑談や愚痴が続くのなら、その方は自分の心の表面しか見ない習慣があるということで、そういう方にこそ、言葉によるセラピーのかわりに「触れるセラピー」が役に立ちます。そうしてクライアントが自分の身体や心を感じる力を呼び覚ますお手伝いをするのも、セラピストの仕事のひとつです。

両者側への問題点

セラピストとクライアントが「雑談や愚痴のエネルギー（波動）」で繋がり響き合っている状態では、何が癒しなのかわからなくなるでしょう。なかには「自分はそのつもりがなくても、相手が勝手に話し始めてしまう」と言うセラピストがいます。そうであればまず、相手が愚痴を言いやすくなる態度やエネルギーが自分の中にないか、自分も愚痴で発散する癖がないかを感じてみてください。逆転移もチェックしましょう。また「クライアントの機嫌が悪くなったら困る」というセラピストもいます。その場合は、セラピストとしてのクオリティを高める仕事をしたいのかどうか、自分に問いかける時だということです。①「営業的な対応」でただお客様の求めに応じることを優先するのか、②「セラピストの対応」としてクライアントが自身への理解を深め、古い感情や考え方から解放されるチャンスを提供するのか。②を選ぶのであれば、そのための知識と、セラピストとしての存在感や説得力が必要になります。

エネルギーとは？

「エネルギー」とは「波動」「オーラ」「気」「プラーナ」とも言い換えられ、それらは同類でありながら、少しずつ違う意味も含んでいます。セラピーやヒーリングにおいて使われる「energy（エネルギー）」という言葉は、かつては様々な文化圏の神秘的な解釈がもとになっていましたが、面白いことに最新の量子力学の分野においても、研究が盛んになり、新たな理解が始まっています。ここではオイルマッサージのセラピストの共通認識として、施術の際に実務的に役に立つレベルにとどめましょう。

「良い気」「悪い気」という概念を超える

「気」について特に多い質問は、「施術で悪い気をもらわないためにどうしたらいいですか？」「悪い気をもらったらどうしたらいいですか？」というもの。「良い気」「悪い気」というのはジャッジメント（決めつけ）の視点で、そこには怖れも含まれています。セラピストの在り方の一番基本は「ジャッジしない」で自分や相手、すべての物事を見ることです。「悪い気」への不安があるとしたら、まさに、ジャッジせずに見る練習の機会を得たということでしょう。

ジャッジメントを手放してストレスフリーの仕事ができるようになるまでには少し練習が必要ですから、まず、私の考えをお伝えしましょう。これは2つの違うレベルの視点で理解するとよいと思います。

基本的なレベル

確かに、疲れている方、具合が悪そうな方、ネガティブな性格のように感じる方への施術を行なった場合に、その後、セラピストのエネルギーが低下してしまうのはよくあることです。ここで最も大切なのは、クライアントの「疲れている姿」「ネガティブそうな性格」「横柄な態度」などの印象に、セラピスト自身が影響されてしてしまっていることです。つまり、相手が問題なのではなく、自分の心の中にこれらに反応(共鳴)する何かがあるということ。私たちは普通は「相手が○○だから、私は疲れた」と説明しますが、原因は相手ではなく自分の中にあるのです。なぜクライアントの状態に反応したのか、反応するとどんな感情が出てくるのか、自分に向き合って解放しましょう。

また、水が高い方から低い方に流れるように、エネルギーの法則で考えると、エネルギーは高い人から低い人へしか影響を与えることはできません。もし、その方の「低いエネルギー」が自分に影響を与える(入ってきた)と感じるとしたら、自分の中にもそれと同等の低いエネルギーがあり、互いに共鳴している(影響を受けている)ということです。相手の中に原因を探すよりも、自分が充分に「高いエネルギー、純粋でパワフルなエネルギー」の状態を保つ訓練をしましょう。これはセラピストにとって職業的な必要条件であるだけでなく、自身の生き方を整えていくうえでも役に立ちます

進んだ段階のレベル

最も調和のとれたワンネスの視点では、「善悪」などの2元性のある意識から解放されていますから、「エ

ネルギーに高い・低いはない」と感じるようになるでしょう。あるいは別の言い方をすると、「常に相手の中の最も純粋で美しくパワフルなエネルギーに視点を合わせることができる」ので、「悪い気」と繋がる（共鳴）ことはなくなります。これは、本当は気になっているのに「気にしないようにする」のとは全く次元が違います。これは実際に自分がそれを体験することでしか理解しにくいものです。そのような素晴らしい状態があるのだということを心において、楽しんで練習をされるといいでしょう。これはオイルマッサージのタッチの質を上げるためにも特に重要です。

純粋で質の良いエネルギーを保つために必要なこと

人のエネルギーが最も強く影響を受けるのは「感情」です。人のエネルギーは、自分や他人の思考や感情に瞬時に影響されて変化し続けています。セラピストとして、常に純粋で質の高いエネルギーを保つためには、自分がどのようなエネルギーの状態にあるのか、いつも気づいていられるように「感じる力」を育てる必要があります。そのためにも自分の心を「観察する力」も必要です。

過去の感情を解放しようとすると、逆に、その感情にどっぷりとのみ込まれて苦しくなってしまう方もいますが、セラピストという仕事に誓って、優しくしっかりとこの作業を行なおう、と決めることです。これをきちんと進めていくと、自分や他人の感情を怖がる必要がなくなる日がきますから安心してください。ただ、しっかりと、そして、誠実に、この作業を日々の生活で実践することが大切です。

世界中どこの国でも、エネルギー（オーラ）を色で表現する方法が一般的ですが、私たちは手を使うセラピストですから「触感」で感じるのも練習のひとつとしてお勧めします。その人の内面の状態は、エネルギーの明るさ、輝き、艶、流れ、丸み、柔らかさ、爽やかさ、ゆらぎ、温かさ、冷たさ、重たさ、暗さ、粘っこさ、粗さ、乾いた感じ、湿った感じ、ねっとりした感じ、パサパサした感じ、ザラザラした感じ、イガイガした感じ、力のなさ、落ち着きのなさ、カラッポな感じ、ぼやけた感じ、曇った感じ、閉じている感じ、逃げる感じ、などの印象として感じられます。まず、自分が習慣的にもっているエネルギーのパターンを①発見して、②その原因を問いかけ、③受け止めて、④解放しましょう。そして、バランスが崩れている感じがする時には、意識的に反対の性質へ動く練習をすることもとても役に立ちます。

セラピストとしてのライフスタイルを整えることも大切です。食習慣、エクササイズ、メディテーション、十分な睡眠や休息、喜びを感じる趣味、自分自身や他人への信頼を高めること、仕事への愛情と好奇心を深めること…など、自分のリストをつくってみてください。

そして、それらを行なう際に自分を責めたり、きつく審査したりするようなことは必要ありません。自分にはいつも優しくあたたかい気持ちで接することが大切です。それは甘やかして怠惰になることとは違い、「Self love（自分を愛すること、健全な自尊心）」の表現です。まず自分を大切にし、信頼し、自分の心が喜びと共に行なえる方法で手伝ってあげてください。自分を責めたり追いつめたりしても、何もいいことはありませんし、自分にすることは他人にもしてしまうものです。これらすべては日常の生活の中で「Inner

Peace（心の内なる平和）と愛の感覚を実践」するためのものです。

まずは、深呼吸して自分をしっかりと感じてあげてください。そして毎日、朝の光をシャワーのように浴びながら、生まれたての1日に感謝して、昨日までに達成したことを喜び、新しい希望に心を輝かせて、笑顔でベッドから飛び出すことから始めてみてください。

「強い圧」と「深い圧」は全く違う

日本では、強い緊張を緩和するには「強い圧」が不可欠と思われているようです。指圧も「痛いくらいが効く」と説明されることもあります。強い圧で翌日に少しぐらい揉み返しが起きても、日本では好転反応として受け止めるのが一般的です。

しかし、欧米では事情が違います。「圧」に対する感じ方は人によって全く違うので、アメリカではひとつ間違えると訴訟に発展する可能性も出てきます。「タッチ」の感性は、国や人によって全く違います。私は、心地よく効果的に筋肉の緊張を緩和する圧を模索する中で、「ただの強い圧」と「深みのある圧」は違うことを実感するようになりました。

多くの場合、私たちは、クライアントの筋肉の緊張を感じると、「緊張と闘うようにして」強い圧を用いてしまいがちです。しかしそれでは「心地よく深い味わいの圧」にはなりません。強いだけの圧だと、身体は一種の緊張状態でそれを受け取るので、筋肉の内側からは解放が起きにくいのです。

つまり、ただの強い圧は、「緊張を悪者としてジャッジするエネルギー」「闘うエネルギー」をもち、そこに小さな闘いのエネルギーが残るのです。私が発見した方法は、心にアプローチするのと同じ方法で身体にもアプローチすること。つまり、「痛みや緊張を悪いものとして一方的に揉みほぐすのではなく、身体や心からのサインとして耳を傾け、会話するように施術する」ということです。なぜそこに緊張ができたのか、何を教えてくれようとしているのか、筋肉の緊張とコミュニケーションしながら圧を使うのです。そうすると不思議なことが起こります。内側からふわっとした解放が起こるのです。まさに心の解放と同じです。

これはリハビリテーションなどの深刻な状態や、日常的な身体の緊張の解放にも、また、過去のトラウマなど心理的な痛みや緊張・プレッシャーを解放するにも役立ちます。ソチ五輪でゴールドメダルを勝ち取ったフィギュア・スケーティングの羽生選手のインタビューの中に、「自分の心をどう使えるかということが大切だった。心を（外側から）客観的に見るだけじゃなくて、自分の心の内側から自分の気持ちを見るということが大事だと思った」という内容のコメントがありました。

当たり前のことのようですが、このコメントは人間の心や身体においてとても重要なことを示しており、羽生選手の成熟した内面性が感じられます。身体でも心でも、過剰な緊張には、外圧による刺激ではなく、まずは「内側からの理解」が必要なのです。そのうえで外からの適切な刺激があるからこそ、その固いエネルギーと闘うことなく自然な方法で気持ちよく解放が起こるのです。施術の圧の感触に対して、このような繊細な感性「感じる力」を育てることは、セラピストの技術力を高めるためにはとても重要です。

筋肉の働きは「収縮」することですから、筋肉が過剰な緊張をもっている（すでに収縮している）状態では本来の力（筋肉の最高のパフォーマンス）は発揮できず、筋肉の機能は低下します。同様に、心に過剰な緊張があったとしたら、心の本来の力も発揮できないでしょう。

私は、不必要（過剰）な痛みを伴うような強い圧ではなく、内側から自然に解放が起こる心地良い深い圧がオイルマッサージの施術において最も有効なものだと感じています。そしてそのような施術は、クライアントが自分自身の身体を深いレベルで感じ、身体のケアへの意識を高めるチャンスを与えることにもなります（セラピストによる身体意識への再教育）。

身体に触れることは、心に触れること——ＢＭＳセラピー「マインドフルネス・タッチ」の秘訣

クライアントの身体に触れる時が、セラピストにとって最も重要なのは「集中する力」「観察する力」「感じる力」です。日常的に、私たちの頭の中は雑念がいっぱいの状態です。施術に集中しているつもりでも、「あと10分で終わるかな」「クライアントは満足してるかしら」「さっきの人、ちょっと苦手だったわ」…このような雑念が頭にある間は集中していないということなのです。「えっ、こんなことも雑念なの？　普通じゃ

ない？」と思う方もいらっしゃるでしょう。しかしBMSセラピーの「マインドフルネス・タッチ」が求めるのは、まさに、アスリートや武道家のようにこの一瞬一瞬に全身全霊で集中するような「クリアな澄みきった集中力」です。

そのような集中力を身につけるためにまず必要なのは、自分がどのくらい雑念をもっているかに気づくこと。何が雑念なのか気づかなければ解放することはできないからです。雑念は「自動的な繰り返しの思考のサイクル」ですから、自分では気づきにくく、限りなくあります。自分の心を支配しやすいものをあげて、どのような順番で思考が繋がってひとつの「思考の鎖（チェーン）」ができているかを観察します。そして、それに関係する過去の体験や心の問題を解放するのです。それが進めば進むほど、集中力が増してタッチのクオリティは確実に上がります。これは特別な人だけができるものではなく、きちんとしたトレーニングを積めば誰でもが習得できる技術です。

自分の雑念や古い感情を解放すると、セラピストの心の中には安定したやすらぎの感覚、つまり、Inner Peace（内なる心の平和）の状態が定着しやすくなります。それによって、すべての瞬間が「今、この瞬間」への集中になるのです。そして、その状態でこそクライアントの「身体を介して、心の領域へ入る」ような深いオイルマッサージが可能になるのです。

また、このような集中力をつけるためには日常的にメディテーション（瞑想）することを習慣づける必要があります。宗教的な理由ではなく、雑念に捕われず心を鎮めることが集中力の一番の秘訣だからです。これは毎日の生活の中に習慣化することが大切ですが、一番簡単な方法は、静かな自然の音楽をかけて「呼吸」か「音」に集中することです。

雑念を払おうとして、逆に雑念に捕われてしまうことがありますから、呼吸や音に集中することで雑念に心が繋がらないようにします。このように自動的な雑念の「思考のチェーン（鎖）」に隙間をつくっていくと、だんだんとその隙間の静かな時間が長くなり、気づいた時には雑念を「外から観察する」ことができるようになります。安らかなアロマの香りの落ち着いたお部屋でこの素敵な時間を楽しんでください。

もっと本格的に雑念や集中力について取り組みたい方は禅寺やヨガの集中コースへ参加するのもいいでしょうし、「ヴィパッサナー瞑想センター」もお勧めです。これは世界中にあって、日本には京都と千葉にあります。

瞑想法は数えられないくらい多くありますが、アジア大陸の南方に伝わった瞑想法の中でサマタ瞑想が「心を鎮める」ことを目的とするのに対して、ヴィパッサナー瞑想は「観察する」ことを目的とします。

私はオーストラリア・シドニー郊外の瞑想センターに行きました。ここでは10日間、朝4時に起床して1日12時間の瞑想を行ないます。オリエンテーションが終わって瞑想期間に入ると、参加者はお互いに、話すこと・目を合わせること・身体に触れることを禁止されます。一緒に集団生活はするものの一切のコミュニケーションを断った状態で過ごすのです。また、パソコン・携帯電話・オーディオ機器・ラジオ・本・ノート・筆記用具・娯楽用具などを持ち込むこともできません。正直なところ、はじめの頃は少し厳しすぎて堅苦しいとも感じましたが、実際にそうした生活を体験するとその意味がよくわかります。つまり、1日12時間の瞑想以外の時間も純粋に自分の思考を「観察する」ことだけに集中させるためのシステムなのです。これを体験すると、日常的に私たちがいかに、聞いたり・読んだり・書いたり・話したり、することを「逃げ道」として使っているかに気がつきます。ここでは、シャワーや洗顔で身なりを整える・食事をする・食後の散歩・排泄する・寝るという以外の時間は、1日まるごと「自分の思考を観察する」だけの時間となるのです！

朝から晩まで、飽きるほど自分の思考に向き合わされると、壊れたテープレコーダーのようにただ同じことが頭の中を巡っているに過ぎないことが観察できます。アメリカの心理学者が主張する「人の1日の思考活動の約90％は無駄である」という理由がよくわかります。つまり、これまでの私の人生の90％の思考は無駄だったということ！　恐ろしいほどの無駄遣いです。ショックというよりも心の底から呆れてしまいました。私はそれまでにも身体や心の感覚を通して感情を解放する様々なエクササイズを約20年も続けてきて、かなりクリアな心の状態になったと感じていますが、もっと、もっと、先があるということです！　これに気づいてしまったら、やるしかありませんね！「心を鎮めて観察する力」はセラピストにとっては重要です。これはすべてのセラピスト、すべてのビジネスパーソンに体験していただきたくお勧めします。

雑念で無駄に使っている時間とエネルギーが少なくなると、心（思考や感情）がクリアな状態になります。するとようやく、「きちんとした思考」「無駄のない思考」ができるようになるのです。無意味に悩んだり、迷ったり、愚痴を言ったり、争ったり、駆け引きしたり、恐れたり、悲しんだり、怒ったり、苦しんだりすることなく、常に「ニュートラル（中立的）で、開かれた心の状態」を保つことができるようになります。

「自然体」という言葉を最初に生んだのは柔道の創始者である嘉納治五郎さんです。それは「心が整い、安定して落ち着きがあり、すべてに開いて、生き生きとしてパワフルで、最もアクティブな状態」を指します。柔道で最も理想とされるこの「自然体」な状態では、いつ・どこから・誰が来ても・何が起きても、そこから自然なアクションとして技が生まれるということなのです。私はこの「自然体」がセラピストの最も良い状態であり、最高の施術をする時の在り方だと感じています。そして、そのようなクリアな集中力から生まれるのが、ＢＭＳセラピーのマインドフルネス・タッチなのです。

「座っているのはどうも苦手」という方には水泳・ジョギング・ウォーキング（ただの散歩ではなくエクササイズ）などのスポーツ、ヨガやピラティス、太極拳や武道、ダンスなどに取り組むのもお勧めです。心を空にして身体感覚を育てるためです。ＮＹに住んでいた時に私がシラットというインドネシアのカンフーを習っていたことはお話しました。シラットは太極拳と空手の中間のような感じで、ゆったりとした優雅さとダイナミックな力強い動きが融合した美しさがあり、そこに魅了されたのです。これは私にとって、ボディワーク系セラピストとしてのしっかりした体幹をつくり、オイルで横へ長く滑るストロークを使いこなして、つくりだした圧を逃がさないために腰の高さを変えない体重移動を身につけるのにも最適でした。

次に大切なのが、自分の身体を繊細なレベルで「感じる力」です。感触は柔らかいのに身体の奥まで深く浸透するような心地良いタッチをつくるには、腕や指に力を入れないことを徹底し、体重を充分に利用して圧をつくることが最も重要で、ここでもまたボディメカニクスが有効になります。自分の手や腕に緊張があると繊細さがなくなり、クライアントの身体を深く感じることができなくなるからです。バーコードの情報を読み込むように身体の状態を「読み取り」、即時にそれに応えられるような施術、つまり、セラピストがクライアントの「身体と会話するようなタッチ」です。

授業でも生徒のほとんど全員が、自分の腕に過剰に力が入っていることに気づいていません。実技の授業で私が「腕に力が入っているね」と指摘すると、みなさんは「えっ、ほんとですか?」「これでもだめですか?」「えっ、もっと力を抜けるのですか?」と驚きます。これは私のスクールだけでなく、研修やワークショップでセラピストの実技を指導するとこれがよくわかります。彼女たちにとっては「力を入れていない状態」が、そもそも「力が入っている状態」なのです。私が施術している時の腕に実際に触ってもらうと、みなさんは自分の腕との違いに驚きます。指にも腕にも全く力が入っていないのに、しっかりとした圧になるのです。私の施術を受けた生徒は、「ふわっと柔らかい感触で、深くまで浸透する不思議な圧」だと言います。それこそがBMSセラピーマインドフル・タッチの成果なのです。

深く安定した「タッチ」をつくるのに必要な要素や練習

①筋解剖学に基づいて触れること

筋解剖学(骨学、筋肉学)を詳細に学び、触診によってその場所を具体的に見つけられるようにする。これによって、ただ抽象的であいまいな「身体」「肩」「腰」に触れるのではなく、具体的にピンポイントで「どの筋肉、どの筋肉繊維、どの起始部や停止部、どの骨指標の付着部」に触れているのかを理解し、そのクライアントに最も適切で具体的な施術が提供できるようになる。

②ボディメカニクスを身につけること

ボディメカニクスを徹底する。これによって安定した効果的なストロークが可能になり、腕や手に力が入っていない「雑味のない」質の高い圧をつくることが可能になる。同時に、腕や手に無駄な力が入らなくなることで、腕や手の繊細さが増してクライアントの「身体の声を聴く手」が目覚めてくる。

③精神的な安定と集中力を身につけること

施術中の持続的な集中力によって、タッチの質は格段に上がる。その高い集中力をつくるためには、自分の雑念を解放するための感情の解放を日々行なう。同時に日常的なメディテーションなどで、安定した心理的・感情的な状態をつくり、Inner Peace（内なる心の平和）の感覚を実践する。

④身体をつくり、身体感覚を育てること

ボディワーカーとしての力強く充実した身体をつくり、繊細さと力強さが融合した身体感覚を育てる。武道・スポーツ・ダンスなどの日常的なエクササイズや健康的な食事を実践し、セラピストとしてのライフスタイルを整えることが大切。自分の身体を感じにくいとクライアントの身体も感じにくくなる。自分の身体と一緒に、思いっきりのびのびと遊びましょう！

繊細な「タッチ」のための練習（参考例）

①雑念のない感覚を体験する練習

森林や公園などで、自分に話しかけてきたと感じる木、あるいは自分の注意が向く木を探す。心の中で挨拶して、静かにその横に立つ。目を閉じて、ゆっくり呼吸しながら、自分も一本の木になってそこに立ち続ける。両足をしっかりと地面につけながら、まるで木のように根を張ったような安定した気持ちで。通り過ぎる人・周囲の人の話や視線を気にせずに、自分の感覚に集中する。これは何かを「イメージする」ことではなく雑念のない静かな感覚を体験するため。最低30分以上行なう。

②深い呼吸をする練習

深い呼吸をしながら、それを全身に広げて身体・腕・手を活性化する練習。15～20分以上、無心になるまで続け、無心の状態を感じながらさらに続けてみる。

③指の感覚を確かめる練習

5㎝にカットした髪の毛を1本、眼を閉じてティッシュペーパー10～15枚の下に置く。ティッシュペーパーをクルクル回して髪の毛の位置がわからないようにする。心を鎮めて、ティッシュペーパーの上から軽く触れて指で探す。一本ずつの指の繊細さに違いがあることもよく味わう。

④身体の緊張を感じてみる練習

自分の身体の緊張のある部分を感じて、「その緊張が何を表現しているのか」を感じてみる。緊張や痛みを悪いものとして扱って一方的に揉みほぐすのではなく、まずその緊張の「個性」を指で感じる。心を鎮めて、その緊張が教えてくれることを感じながら、その緊張が「欲している」ボリュームの圧をかけて、どのような反応が返ってくるか感じる。緊張と「会話」するような感じで行なう。

⑤感覚を観察する練習

心を鎮めて、ガラス、鉄、銅、木綿の布、絹の布、塩、水、油、草、毛糸、木片など、質感の異なる素材に触れてみる。触れている間に感じることや、心に沸き起こってくることを観察する。何かをイメージするのではなく、心と指先の感覚を繊細にしてその「感覚を観察」する練習。

Column 3

心の変化が「タッチ」の質を高めた実例

私がとても頼りにしているスクールTA（ティーチング・アシスタント）の一人、中村直美さん（2011年卒業、BMS Massage Therapist 認定取得）の興味深い実話です。

実技のクラスで筋肉学に沿ってストロークの練習をする際は、生徒がデモンストレーションに集中できるように、TAが筋肉の起始部と停止部を読み上げてくれます。しかしある日、私は全員が下を向いて教科書を見ていることに気づきました。TAの声がみんなに届いていない印象でした。そこで彼女に、「みんなにこの内容を伝えたいと心から思って読んでる？」と聞いたところ、彼女は「ちゃんとやっています」と答え、私はそのまま授業を続行しました。

翌週、彼女はクラスに勢いよく飛び込んできました。実はあの後、自分がただ事務的に読み上げていたのではないか、と気づいたそうです。彼女の気づきは声の変化に反映され、その日はみんな教科書を持たずにデモンストレーションにしっかりと集中していました。

彼女は、「ただ読み上げるだけでなく『みんなに届けたい』という意志を声にすることが、こんなに違いを生むとは思わなかった。そして、『ちゃんと受け取ってもらえた』と感じることがこんなにも嬉しいとは知らなかった」と驚いていました。

直美さんは、「施術も同じなのでは?」と思い、翌日の仕事では、圧をクライアントの筋肉に「届ける」ことに集中したそうです。すると、「今・ちゃんと・届いたよ」という感触がクライアントの筋肉から返ってきて、クライアントからも「今までで一番よかったですね。何かが違って、すごく身体の内側まで深く響きました」と言われたそうです。いつも授業で言われている「筋肉と会話する」ということを理解したのでした。

これは「心が変わると、タッチも確実に変わる。技術が変わる」ことの実例です。セラピストの知識や技術だけでなく、セラピスト自身の心の変化が施術に反映されるのです。そうしてタッチが安定し、深みを増し、力強くなり、繊細になり、正確になり、柔らかみが出て、クオリティが高まっていくということを覚えておいてください。

また同時に大切なのは、心の解放に時間をかけすぎる必要はないということ。過去を解放する目的は、今と未来をよりよく生きるためです。丁寧に優しく、軽やかな感覚で行なってください。これを実践すると、誰かをジャッジする必要がなくなります。No Judgment. これが私のスクールで頻繁に口にする言葉です。ジャッジする言葉や態度があった瞬間に、お互いに笑顔で注意し合います。偏見や差別のような大きなジャッジメントだけではなく、無数の小さなものまで気づけるようになるための練習です。

十数年前、私は自分が1日に何回ジャッジするか知りたくなって数えたことがあります。実際に口にしたものだけでなく、心の中で考えとして浮かんだものまで、すべて。さすがに300まで数えて呆れてしまいました。

自分をジャッジしないで、ジャッジする自分を優しく観察してみてください。こうやって解放と癒しの練習をすると、自分の心の中に隠すものがなくなります。BMSセラピーが提唱するような「澄みきった鏡のようなセラピストの存在感」が実現し、中村さんのようなクリアな心の気づきが続くようになるでしょう。

第9章
セラピストとしての在り方

専門家として学び続けることの大切さ

本格的なオイルのボディマッサージをしようと思った時、「皮膚」から「筋肉」の勉強に移行します。これは日本のセラピストに一般的な、解剖学としての初歩的な筋肉の勉強ではなく、医学的な筋解剖学のレベルの勉強を意味します。わかりやすい具体例をあげると、『ボディナビゲーション——触ってわかる身体解剖』（医道の日本社）の内容が頭に入ったうえで人体構造を理解し、クライアントの姿勢や主訴から筋解剖学を使って問題点を判断し、最も適した施術プランを組み立てられるレベルです。

これが多くのセラピストにとって難しく感じられるようです。皮膚の構造はひとつですが、「筋肉」はひとつひとつの形も付着している骨の場所も違い、本格的なオイルのボディマッサージをするためには１００以上の骨格筋の名称と、それらが個別に付着している骨の場所と名称、そして作用を覚えて施術プランと実技に使いこなすのも簡単ではありません。「筋肉」の作用（＝筋肉の動き、関節をどの方向に動かすのか）について学び始めると頭が混乱してきます。私も通った道ですからよくわかります。

しかし、一度本気で勉強を始めると、発見ばかりで面白くてやめられなくなります。その面白さを頼りにして、みなさんに学んでいただきたいのです。

身体は３次元の存在ですから、２次元の本で暗記して理解するだけでは施術には使えません。実際の身体でそれぞれの骨の骨指標や筋肉の付着部を触ってみつけることができて、それを基に施術プランがたてられるような知識が必要です。専門的な勉強をした講師であれば必ず、筋解剖学の醍醐味を教えてくれて、みなさんはもっと知りたくなるはずです。

ここで、筋解剖学がもっと面白くなる私の体験をお伝えしましょう。

ふと書店に入った時のこと。突然のインスピレーションで、気づくと「ヴィクトリアズ・シークレット特集」を手にしていました。女性誌も滅多に買わない私が、まして、下着の特集号なんてどういうこと?…と不思議な気持ちでパッと雑誌を開くと、そこには1ページまるごとグラマラスな女性の下着姿がアップで映しだされており、私はつい「わ〜、すご〜い!」と叫んでいました。その声に、周囲にいた数人が振り向いて私の雑誌を覗き込み、隣に立っていた男性が「ホントだ、すごいですね!」と言いました。

しかし…みなさん。私が感動して奇声をあげたのは、モデルさんのグラマラスな身体でも、可愛いらしくセクシーな下着でもなく、彼女の「大腿筋膜張筋」でした。実は、その前日のクラスで、鼡径部・大腿部の講義をして、実技の授業で生徒たちが身体に触れて実際に筋肉を特定する際に、触診で大腿筋膜張筋をなかなかみつけられず苦労していたのです。この筋肉は緊張しやすく、骨にくっつき他の筋肉とも癒着してあまり形が浮き上がらないために、実際の身体でも探しにくい筋肉のひとつ。また、大腿部をあまり持ち上げない日本人女性の歩き方では発達しにくい筋肉でもあります。だから私は、「この見事な大腿筋膜張筋を見せてあげたら、きっとみんな理解できるわ!」と思わず感激して叫んでしまったのです。翌週、早速、彼女たちに教えたら「利江子さんにかかると、ヴィクトリアズ・シークレットも全く別物になるね」と大笑いされました。

みなさん、楽しんで勉強しましょう！

セラピスト自身のための心理学

1．クライアント・センタード・ワークの実践

「セラピストとは何ですか？」と質問されて、みなさんはどう答えるでしょう。この場合、単に個人的に解釈を考えるのではなく、「プロフェッショナルな共通認識（Professhional Common Knowledge）」をもっておくことが必須です。ここでは、セラピーの本場アメリカの法律で定められたマッサージ・セラピストの仕事の定義を、日本の状況に合わせて修正したＢＭＳマッサージセラピー・スクール の教材の一部をもとにお伝えします。

プロのセラピストに最初に求められるものは「Client-Centered Work（クライアント・センタード・ワー

ク：クライアントを中心に考えた仕事の仕方）」。ビジネス的なお客様中心の考え方ではなく、セラピーの視点からのものでなければなりません。

クライアント・センタード・ワークで最も重要なのは集中力です。「そんなこと当たり前」とおっしゃる方も多いでしょう。しかし、これを本当の意味で理解し、実践するのはそう簡単なことではありません。60分のトリートメントの時間の中で、1分1秒ずっとクライアントに集中し続けることができるでしょうか？

第8章でもお話ししましたが「お腹がすいたなぁ」「ボーイフレンドと喧嘩してちょっとへこんだ気分」「店長のご機嫌が悪そうだわ」「このお客さん、ちょっと怒りっぽくて苦手」「少し手が痛いなぁ」など、次から次へといろんな考えが頭に浮かんできますね。その瞬間の私たちは、クライアントに集中できていないのです。では、考えないようにすればいいのでしょうか？ 答えはNOです。考えないようにしている間は実際にはそのことを考えているということ。

セラピストも人間です。「積極性に欠ける」「イライラしやすい」「笑ってごまかす」など、自分の性格のマイナス面についてはお気づきでしょう。しかし、プロとして求められる集中力を身につけ、クライアント・センタード・ワークを実現するには、表面的な自分の性格や傾向だけでなく、もっと潜在意識の深い場所に隠れている自分の感情や思考を「気づきの感覚」を使って見つけだし、手放すことが有効です。すると、自然に雑念も少なくなって必ず集中力は高まります。このようにクライアントのためにきちんと集中して仕事をすることが、まずはクライアント・センタード・ワークを実現するために必要なことなのです。次に、セラピストとして、まず最初に学ぶ必要のあるふたつの考え方、「境界線」と「逆転移」についてご説明しましょう。

2. 境界線：クライアントや他者との健全な関係を築く「距離」を設定する

「セラピストとクライアントとのプロフェッショナルで健全な関係性（Therapist-Client Relatiomship）」において、セラピストがクライアントとの間に、適切かつ快適な境界線を引くことはとても重要です。「境界線（boundaries）」は、私たちが肉体的・心理的・感情的・スピリチュアルな意味において安全だと感じる空間性をいいます。

動物で考えるとわかりやすいでしょう。動物がそれぞれ異なる境界線をもっているのはご存知ですね。アフリカの草原でリラックスして草を食べる鹿の群れをイメージしてください。ある距離までは、ライオンなどの他の動物が近寄ってきても気にせず草を食べ続けますが、それを超えると警戒体勢に入ります。人間にも同様の空間性がありますが、動物のように生存に関する感覚だけでなく、肉体的・心理的・感情的・スピリチュアルな面までを含むためにより複雑になります。

たとえば、自分がそんなに親しみを感じていない知人が馴れ馴れしく話しかけてきたり、個人的な質問をしてきたりしたら、「私の境界線に勝手に入ってきた」と違和感を感じるでしょうし、それに肉体的に触れる行為がプラスされればなおさらです。70年代までの日本では、男性の上司が女性社員のお尻に触って「これはコミュニケーションのひとつだ」と笑っていたことが多く見られたそうです。これはすべての面における境界線の侵害ですが、まだそのような概念が知られていなかったということです。しかし、日本企業が海外進出する中でこれらの価値観の違いが問題となり裁判が起きたことから、セクシャルハラスメントやパワーハラスメントについて積極的に学ぶようになったのです。

どのような種類のセラピーにおいても「境界線を侵す／侵される」ことは、肉体的・心理的・感情的・スピリチュアルな安全性を相手や自分から奪い、お互いの信頼関係を損なうことにも繋がります。まして私たちはクライアントの身体や肌に直接触れる職種ですから、他のどの職業よりもこのことを理解している必要があります。これは日本では主に精神科医や心理療法士によって理解されていますが、言葉による心理療法とクライアントの身体に直接触れるオイルマッサージでは、その境界線の理解やラインは違います。

また、境界線は単に概念として理解しているだけでは実際には使いこなすことができません。セラピストが毎日の自分自身の生活の中でこれを実践することで、具体的な理解が可能になるのです。また、人は過去において境界線を侵害した（された）体験がそのままになっていると、健全な境界線を感じられない状態にあります。この場合は過去を受け止め解放することです。それでは、施術の際に境界線を侵すとは具体的にどんなことなのか、いくつか例をあげてみましょう。

❧ 3．境界線を侵す可能性のある注意点

【例1】適切でない、あるいは不十分なドレーピング

「ドレーピング（draping）」とは、施術の際にクライアントの身体をタオルやシーツで覆う作業を指し、ゆったりとひだをつけながら覆うような布使いのテクニックを意味します。日本ではタオルワークという言葉が使われていますが、こちらが正式な専門用語です。

オイルを用いた施術ではクライアントが裸になりますから、ドレーピングによって施術する肉体的な境界線（セラピストがクライアントの体に触れる範囲）を示すことは、お互いの意図の安全性を確認することにもなります。もしセラピストがクライアントの胸や性器付近をあいまいにドレーピングしたとしたら、クライアントは「見られていないかしら」「どこまで触れるのかしら」と不安になるでしょう。また男性のクライアントに女性のセラピストが施術する場合、不必要な刺激を与えてセクシャルハラスメントに発展させないためにもこれは重要です。セラピストがドレーピングで「施術の範囲はここまで」と示すことで、クライアントの欲求を刺激したり、勘違いを避けることができます。

これから、ますますオイルマッサージの需要が広がり、男性のクライアントも増えるでしょうし、アメリカのように男性のセラピストが女性のクライアントに施術を提供する機会も増えるかもしれません。ですから、現場で働く個々のセラピストも、セラピストとクライアントの安全を守る責任者のオーナーの方も、不

必要なクレームを回避するリスク管理としても知っておく必要があります。

【例2】思いこみによるストローク（**強すぎる、軽すぎる、摩擦がありすぎる／なさすぎる、セラピストの身体が不適切に触れすぎる**）

無意識であっても、セラピスト個人の好みや思い込みの圧で施術を行ってはいけません。たとえば「強い圧の方が効果が高い」と思い込んでいたら、クライアントが「弱くしてほしい」と要求しても、その割合がうまく掴めず、クライアントがあきらめてしまうかもしれません。セラピストに悪気がなくても、その思い込みのためにクライアントの要求する境界線を理解できなくなるでしょう。

【例3】クライアントを不安にさせるタッチ（**ドレーピングの下：不適切な箇所、性的なタッチ：不適切な目的**）

タッチがあいまいな感触だった場合に、クライアントに不必要に居心地の悪さ・性的な気分や勘違いを与えるかも知れません。この場合、肉体的・心理的・感情的・スピリチュアルな側面でも境界線が侵されます。クライアントの肌に直接触れる職業において一番大切なのは、安全と信頼感です。プロフェッショナルなセラピストとしての態度とタッチは、クライアントとセラピスト双方の境界線を健全に守ります。

【例4】セラピストのマナー（**肌の露出、体臭や口臭、爪の長さなど**）

体臭や口臭は自分でも気づきにくいもの。しかし、マッサージテーブルの上でリラックスしているクライアントは、通常よりも嗅覚が敏感です。仰向けになり、上半身の施術を受けている時には特にそうです。もし愛煙家であれば喫煙後すぐに歯を磨き、うがいをすることはセラピストのマナーで、カレーやコーヒー、ニンニクなどの匂いの強いものについても同じです。いくら歯を磨いても、皮膚の毛穴から臭う場合はどうしたらいいのでしょうか？　セラピストにも喫煙する権利はありますし、クライアントにも喫煙しないセラピストを指名する権利があります。また、日常的にチーズや肉をたくさん食べるフランス人などはアメリカ人とも違う独特の体臭があり、セラピストを替えられたという話も聞きました。

セラピストに最も必要なのは清潔感と誠実さです。もし自分自身でも気になる場合は、「私は喫煙家です。気になるようでしたら他の者と代わりますので教えてください」と確認するといいかもしれません。もし実際に代わることを希望された場合に、心の中に不満や苛立などの感情が出るようなら、セラピストとして自分の逆転移について考えましょう。セラピストとクライアントの健全な関係性においては、常に、セラピストがクライアントの利益を守ることを心がける必要がありますから、これは模範的な態度といえます。

【例5】適切でないアイコンタクト、言葉遣い、会話（個人的な質問など）

セラピストならば、クライアントに誤解を与えるしぐさや態度、言葉遣いがないか、気をつけましょう。たとえば、上目遣いの可愛らしい視線は個人的な関係の中では個性と捉えられますが、クライアントには不必要な誤解を与えるかも知れません。「可愛い態度でクライアントに気に入られて、指名が増えればいい」という思いがあったとしたら、逆転移の要素を見つめる必要があります。個人的な会話によってクライアントとの関係性を強めようと努力するのも間違いです。私たちはプロのセラピストですから、ヘルスケア・プロフェッショナルとしての実質的な仕事のクオリティにおいて、クライアントの評価と信頼を得ることが仕事の成功に繋がります。ビジネスや人気商売のような感覚で「気に入られたい」「ご機嫌をとりたい」と思うとしたら要注意、逆転移について考えましょう。

また、適切な境界線がないと、クライアントとの間で心理的な依存や共依存の関係性をつくり、セラピーの場ではなくなってしまいます。どんなタイプだろうと・どんな問題をもっていようと、クライアントをジャッジしたり、同情して共鳴しないことが求められます。ジャッジして心理的な境界線が強すぎたり、逆に共鳴しすぎて過剰に入り込んで境界線がなくなってしまうとしたら、自分を責めることはありません。優しく冷静な心で、なぜそうなりやすいのか自身の逆転移をチェックしましょう。

私たちはクライアントの家族や友人ではありません。「ジャッジしない」「同情しながら施術をしない」「クライアントとの間に力関係をつくらない」など、健全な境界線を維持することを学ぶことが大切なのです。

4．「境界線」の特徴、適切な「境界線」の維持とは

1．境界線の設定は「正しい／正しくない」という判断によるものではありません。一人ひとりの「快適／

不快」のラインを知り、それに応えるものだということを覚えておきましょう。

2. 境界線のひき方や内容は人によって違いがあることを理解しましょう。境界線は「個人的な好き／嫌い・過去の体験・経歴・信念」などによってつくられますから、自分とは違う境界線をクライアントがもっている可能性があると、常に心に留めておくことが大切です。

3. 感情的な境界線に注意しましょう。相手の性格・出身・経歴などの詳細を知っていくうちに、相手との距離が接近するように感じますが、クライアントとセラピストとの関係においての適切で健全でプロフェッショナルな境界線を維持することを忘れてはいけません。

4. 境界線は同じクライアントであっても、時によって変化する可能性があります。おおらかで流動的だったり、ある時点ではっきりと互いに認識する必要が出てきたり、多くの変化が考えられますから、日頃からよく観察して個々のクライアントの需要に敏感に対応する必要があります。
たとえば、それまでは予約時間にこだわりがなく「空いてる時に入れてくれればいいよ」という感じだったとしても、その後、その方が他人に不信感をもつ体験をして「どうして定期的にきちんと予約を入れてくれないの」と、これまでにはなかったクレームがあるかもしれません。クライアントに個人的に何があったかを知る必要はありません。その時には「そうか、いつもとは違う境界線に変わったのだな」と察知し、こちらがそれを了解したことを態度で示すために、落ち着きをもって丁寧に、具体的に対応すればいいのです。つまり、「ご希望を教えてくださってありがとうございます。どのくらいの間隔でいらっしゃりたいですか」というような対応ができます。また、その変化や違いがあいまいで捉えにくい場合は、そのままにしてはいけません。セラピストの方から言葉で「相手が何を必要としているのか」を確認することが必要です。

5. 子ども時代の体験によって、お互いの境界線の感覚や概念を理解しにくい人がいます。たとえば、親子が互いに依存しすぎていたり、言葉や暴力によって相手の領域に過剰に踏み込む（踏み込まれる）のが日常だったりした場合です。この場合、親と子の双方が「あいまいな境界線」をもっていたり「相手の境界線に踏み込みすぎる」パターンをもっているということです。
一方では、私たちはしばしば相手の境界線に踏み込みすぎることで間違いや失敗も体験しながら、健全で適切な線引きを学んでいくものですから、それぞれの心理的・感情的な限界についても互いに認め合ってサポートすることが大切です。

6. 日本では、境界線は概念としてだけ理解されることが多いようですが、これは日常の実践の中にこそ力を発揮します、頭で理解するだけでは実際には使えません。日々の生活の中で、自分や周囲の人たちを観察しながら実践しましょう。

Column 4

境界線のあいまいな施術を体験したSさんのケース

私が初めてお会いした時、Sさんは一般企業に勤める美しく魅力的な20代のOLでした。しかし、人間関係のストレスで疲れ果て、「うつ」の状態で休職中でした。ある日、体を楽にしようと指圧を受けに行ったところ、施術の最中に施術者からデートに誘われたそうです。普通ならば喜ぶ方も多いことでしょう。しかしSさんの場合、会社の上司からセクシャルハラスメントを受けて精神的に疲労していたことから、施術者からの誘いは彼女の心に重くのしかかりました。別に性的な施術をされたわけではありません。しかし、施術者が個人的興味をもった状態で自分の身体に触れていたというのは、彼女にとっては拷問のようなものでした。そして、度重なるこのような出来事に、彼女は「自分が悪いのではないか」とも感じ始め、自分を責めるようになっていました。

その施術者に悪気がなかったことは明らかです。男性ならば、魅力的な彼女に純粋に好意をもつのは自然なことでしょう。しかし、クライアントがどのような過去の体験や状況をもっているかを、施術者は知っているわけではありませんから、自分の言動が予想外のインパクトをもってクライアントに受け取られる可能性があることを、常に自覚していなければなりません。これは施術者がクライアントの「境界線」を、心理的・感情的に侵した例です。そんな時、Sさんは私のセルフヒーリング・ワークショップに参加して興味をもち、個人セッションを受けることにしたそうです。

ＢＭＳセラピーのセッションで過去の体験と感情に向き合い解放したことで、Ｓさんは自分の力を取り戻しました。彼女はその店のオーナーに事実を伝え、彼に悪気がないのは理解しているが、しっかり管理してほしいと要望しました。そして会社の上司にも逃げずに真正面から向き合い、彼のいう「好意」は自分にとってはセクハラ・パワハラでしかないこと、彼を上司として尊敬していたのでとても悲しかったことを伝えました。彼女の率直で勇気のある態度は上司の心に響きました。

もし、彼女が痛みをもったまま、あるいは、相手を責めている心の状態で伝えていたら、彼女の思いは伝わらず、無視されたり、否定されたり、攻撃されたりすることに繋がったかもしれません。しかし、Ｓさんは「気づき」の感覚ですべての出来事を自分の学びとして受け止めました。その「癒された心」の真っすぐな気持ちで上司に伝えたので、上司から「気づき」の反応を引き出すことができたのです。結局、彼女はこれを機に会社を退職して新しい道を歩くことを選びました。そして、彼女の退職に際して、その上司は深い思いやりと誠実な態度で退職の条件を整えてくださいました。

このように深いレベルでの癒しのプロセスと実際の行動を通して、彼女は自分の「健全な境界線」を取り戻しました。そしてこれらの体験から彼女はＢＭＳセラピーに興味をもち、私のスクールに入学してセラピストとしての素晴らしい人生を歩み始めました。

5．逆転移（Counter-transference）——セラピスト自身の隠れた欲求や期待に向き合う

「他人の身体に触れる」セラピストの仕事というのは、とても責任の大きいものです。そしてその身体を通して、私たちはクライアントの心や人生にさえも触れていきます。そのように深いレベルでクライアントをサポートできるこの仕事に感謝して、まずは私たち自身が自己の学びを通して成長し続ける必要があるでしょう。トリートメントの際に、クライアントに個人的な感情が出てくることを「転移（Transference）」といい、セラピスト自身の感情が出てくることを「逆転移（Counter-transference）」と言います。カウンセリングをきちんと学ぶまではクライアントの転移に積極的に取り組むべきではありませんが、オイルマッサージの施術の際に転移が起きた時の対応方法については、セラピストとして必ず学ぶ必要があります。しかし、まずはクライアントの前に自分のことが大切。ここでは、セラピストとして「仕事の際に出てくる可能性のある自分の隠れた感情や期待（逆転移）」について簡単にご説明しましょう。

「逆転移」はプロフェッショナルな役割を果たすうえで妨げとなります。セラピストは、自分がどんな逆転移の可能性をもっているかを認識し、気づいた時点で手放す作業を続ける必要があります。逆転移はセラピストになった動機の中に含まれていることも多いので、まずは自分がセラピストになった理由について考えてみましょう。「人を癒したい」「人の役に立ちたい」「喜んでもらいたい」などの答えが多いのではないでしょうか。それらが純粋な情熱としてあるのは素晴らしいことです。しかし、その一方で、実は心の深い部

分には何か別の感情も同時に含んでいることがあるのです。

私のスクールでよく生徒から出てくる逆転移は「自信がない」「褒められたい」「認められたい」「孤独を感じるから人と繋がりたい」という気持ちです。それらは人間であれば当然の感情といえるでしょう。しかし、セラピストとして自分の隠された欲求としてこれがあった場合、たとえば「認められたくて」仕事をしているとしたら、それは深い意味では自分の欲求のためにクライアントを利用していることにもなり、クライアント・センタード・ワークとはいえません。

また、その感情があるとクライアントの反応に過剰に敏感になります。施術中に「本当に満足しているだろうか」「下手だと思われたらどうしよう」と不安を感じながらクライアントに触れているとしたら、それは癒しの作業とはほど遠いものになりますし、その気持ちを感じている間はクライアントに集中できていないことになります。同時に「喜んでもらいたい」と期待しているのにそれが叶わなかったら、心の中にまた新たな感情を溜めていきます。

では、感じないようにすればいいのでしょうか？　答えはＮＯです。どんなに心の表面で感じないように振る舞っても、深いところでは常に感じていますし、ポジティブになって自分の感情に気づかないふりをすることも、この場合は決してプラスにはなりません。また、気づきの感覚で大切なのは反省することや自分を責めることではありません。自分に優しく心を開いて、深い部分に閉じ込められていた「自分の感情を自分自身が受け止め解放する」ことです。それらの感情は過去の体験や記憶によってつくられ、長いこと封印されて気づかないうちにパターン化されたものにすぎません。どんな感情であれ否定したり恐れたりせずに、自分自身でしっかりと抱きしめてあげてください。気づいた瞬間にその感情は安心して解放されていきます。そうすれば「人の役に立ちたい」という思いも、「隠された自己欲求の表現（逆転移）」としてではなく「純粋な動機や情熱」へと変わっていくのです。

私にもいくつもの逆転移がありましたし、今でも見つかりますが、子どもの頃からの自分に向き合う習慣をセラピストとして実践することで、それは毎日シャワーを浴びるように普通の作業になりました。小さい頃の私は体が弱く、いつも1人で1日中ベッドに寝かされていました。弟や妹たちが外で遊んでいる間、シーンとした空間の中で、私はその長い静寂の時間を「心静かな瞑想」のような時間として過ごしていました。そうして自然に内観の感覚が身についていました。そして、それがセラピストという職業に最も必要なものであったことに気づき、宇宙はこのようにして必要なものすべてを与えてくれるのだと心から感じています。

Column 5

「逆転移」から「健全な動機」へ

レベル1の実技のクラスでの出来事。わき腹の施術を受けている田尻直子さん（2011年卒業、BMS Massage Therapist 認定取得）がくすぐったがり「そこはちょっと繊細だからやめてほしい」と施術者の生徒に伝え、次の部位に取り掛かかったところでした。

それを見ていた私は授業をストップし、全員の前でタッチによるカウンセリングを実践することにしました（インナービジョンとは別のもの）。私がわき腹を施術しながら誘導すると、彼女が思い出したのは、とっくに忘れていた子どもの頃の体験でした。プールで遊んでいた時、いきなり後ろからお兄さんにわき腹をつかまれ、頭から逆さまにプールへ放り込まれた記憶。ケガをしたわけでも溺れたわけでもない、子どもの頃のただの遊びです。しかし、その時、深く彼女の心に刻まれたのは「突然、何が起こるかわからない不安」と「急に何かが起きたら自分には抵抗できない無力感」だったことがわかりました。普段はしっかり者の彼女でしたが、突然何かが起きると、自分の殻に閉じこもるような感じになりやすいことの理由もこれで明らかになりました。

活発で成績優秀な直子さんは、セラピストを目指しているのに「触れること・触れられることが苦手な自分」を恥ずかしく思っており、それを隠していたらしいのです。「こんな私が人に触れても喜ばれない」という自信のなさもあったそうです。それがどんなに小さな気持ちであれ、その気持ちと一緒にクライアントに触れていたら、本当の癒しの作業にはなりません。

彼女の「くすぐったがり」が過去の出来事の影響だったことを発見し、それを肉体的なレベルでも解放したことで、彼女はオイルマッサージへの興味をより深めていきました。そして、自分でもその時の感情に向き合い、解放する練習を続けると、不思議なことに彼女は触れられることが苦手でなくなり、セラピストとしての自信も湧いてきました。まさに彼女は「触れることへの苦手感とセラピストとしての自信のなさ（逆転移）」を「触れることへの興味と喜びと自信（健全な動機）」に変えたのです。また以前は、突然、何かが起きると閉じこもってしまう感覚が強かったのに（逆転移）、その無力感を解放したことで、突然の状況にも客観的に対応できるようになったそうです（自己の内なる力の獲得）。

BMSマッサージセラピー・スクールのレベル1クラスでは、必ず全員がアクティブ・シェアリングの授業で自分の逆転移をみつけ、観察して、解放する作業を行ない、セラピストという職業にマイナスになる「逆転移」を「健全で純粋な動機」に変える勉強をします。

これは直子さんがセラピストとしての健全な在り方を身につけるために、自分の逆転移に向き合い解放した実際の記録です。現在、彼女はTA（ティーチング・アシスタント）として後輩たちを育てながら、リーダーとしての人生を歩いています。プライベートでも、恋愛の悩みを解放した一年後に運命のパートナーに出会い、かわいい息子さんが家族に加わりました。

「職業としてのセラピスト」から「生き方としてのセラピスト」へ

「境界線」「逆転移」においてセラピストとして自分の心を深く感じて見つめる作業についてお伝えしましたが、それ以外の点においても、生徒たちたちの個性を生かし育てるために私が工夫しているプロセスについても少しだけご紹介しましょう。私が生徒のテーマにどのように向き合いサポートするのかを実際に見せることで、彼女たちは「接客業としての対応」と「セラピストとしての対応」の明らかな違いを理解していきます。

次にご紹介するのは、２０１４年のレベル2クラスを受講した生徒のうち４名の記録です。セラピストとしての美しくパワフルな在り方を、ひとつの「生き方として提案」するＢＭＳセラピーのコンセプトに共感して下さる方が増えてきました。仕事をしている時だけセラピストの仮面をかぶるのではなく、金太郎飴のように、どこを切ってもセラピストとしての自然な喜びの感覚が染み込んでいるような生き方です。いつも「真実の自分」として生きることを選択し続ける、「人生が変わるスクール」という言葉はまさにここから来ています。週1日で5ヶ月半ほど続く1学期の期間、生徒の3分の1が北海道・長野・山口・滋賀・島根・長崎・熊本など遠方から通ってきます。

このように深い感覚で学びを共にするマッサージスクールは世界でも珍しいことでしょうし、私にとってもBMSファミリーが育っていくのはとても嬉しいことです。私は生徒たちを心から愛して見守っています。すべての生徒が自分のさらなる可能性を発見して、どんどん自由に、幸せになっていけるようにお手伝いするのが私の役割です。

セラピストの気づきと成長の記録 1
(須代《すだい》由紀さん、BMS Massage Therapy School レベル2クラス修了)

由紀さんはタイマッサージの経験者で、本格的なオイルマッサージと心のサポートに興味があって入学しました。彼女のテーマは、クライアントや周囲の方の悲しみに共鳴しがちな面(逆転移)で、重たい感情が出ると抜け出すのが難しくなるパターンを克服することでした。

彼女の大きな変化は、子どもの頃の「もっと悲しみを分かち合いたかった」という気持ちに気づいた時に始まりました。妹さんが亡くなった時、彼女は3歳。何か違和感は感じたけれどよくわからず、大人になってからそれが「悲しみ」だったと理解しました。その当時、大人たちは子どもの由紀さんを気遣って詳しいことを話しませんでしたが、それは子ども心に「疎外感」として刻まれたようです。由紀さんはその悲しみを家族と分かち合いたかったのに、できなかったことから、感情的になると悲しみを強調しすぎてしまい、家族との関係でも問題が多くなってしまったのです。

そして、最大の気づきは、彼女が本当に分かち合いたかったのは、家族と「みんなで繋がった感覚」だったことでした。それは、由紀さんにとって「憑き物が落ちた」ような驚きの体験となり、その日から由紀さんの表情とエネルギーは別人のように変わりました。長年、理由もわからず、いつも悲しい感情に支配されていた毎日が嘘のようで、それゆえに自分のエネルギーを無駄遣いして疲れやすかったことにも気づきました。

また、大勢の前に出ると緊張してうまく発言できなくなる理由も明らかになりました。妹さんが亡くなった後、「どうしたの？」と家族に聞いたら、それを見ていた近所の人に「何も知らないんだね。可哀想に」と言われ、「聞かなきゃよかった」という気持ちから、大勢の前で話すことへの恐れがつくられてしまったのでした。そのことに気づいた途端、「なぁんだ〜、そんなことだったのか」という気持ちになったそうです。

人は、心の根っ子（潜在意識）の気持ちに気づくと、それだけでも解放が起こるものなのです。由紀さんは家族や周囲の人と、「悲しみ」ではなく「本当の気持ち」で繋がれるようになりました（逆転移の解放）。こうして由紀さんは、明るく笑顔の素敵な、実力あるセラピストへと成長しました。セラピストとして人を助け、コミュニティーに貢献することを目指す由紀さんは、その夢に向かって力強い一歩を踏み出しました。

私が気づきをサポートしたポイント

・由紀さんは地道に努力する誠実さがあり、根気強いタイプだが、感情的な重さで思考が動きにくかった。シンプルで理解しやすく、記憶や印象に残りやすい言葉を選んで説明した。
・日常的には明るく活発な性格だが、自分の心の体験になると悲しみの感情が出て、そのスイッチが切り替えにくかった。その思考パターンや脳波の状態を解消するために、サウンドセラピーによるメディテーション（瞑想）の要素を授業に取り入れて、聴覚を使った刺激によって「安らいだ平穏な心」の感覚を疑似体験して、それが新しい心の状態として定着する工夫をした。

・古い感情パターンから解放されたいと願いながらも、そのパターンがあることに自分で気づきにくかったのも改善に苦労した原因だった。そこで、同じような感情パターンを解消した経験のある先輩の協力を得て、由紀さんが自分の内面で起きていることを客観的に理解する工夫をした。

セラピストの気づきと成長の記録 2
(下防《しもぼう》さおりさん、BMS Massage Therapy School レベル2クラス修了)

さおりさんは、大手アロマサロンで店長を務めています。ポジティブで行動派、後輩にも模範的な態度で責任感の強い方であることは一目瞭然。さおりさんはアロマセラピストとして、優しく柔らかいアロマのタッチにプライドを感じていて、実はディープティシューなどのボディワーク系の技術には疑問をもっていました。

ところが、ある日の施術後、担当したお客様から「あなたはきちんとした筋肉学を勉強していますか？人の身体に触れて施術するなら、もっと身体について専門的な勉強をした方がいいわよ」と言われてしまいました。とてもショックでしたが、確かに、アロマセラピストとマッサージ・セラピストの仕事の違いを実感した瞬間でした。もちろん、さおりさんはアロマセラピストの領域でソフトタッチの技術だけをきわめることもできました。しかし彼女には以前から「日本一のセラピストになりたい」という思いがあったことから、本格的なボディトリートメントができるマッサージ・セラピストへと、未知のステップを踏み出す決意をしたのです。

さおりさんは、はじめはレベル1の筋解剖学を中心としたクラスだけで充分だと思っていましたが、本格的な骨学と筋肉学の授業を受けるうちに、とても面白くなってきました。特に、筋解剖学の知識と実技がきちんと連動しており、クライアントの身体の特徴や症状をきちんと把握して施術することに、今までにない面白さを感じました。さおりさんはもっと学びたくなり、レベル2へ進みました。

その学期に入ってから彼女の家族に重い病気が見つかりました。さおりさんはポジティブ思考で乗りきっていましたが（逆転移）、実は、自分の感情や怖れを無視していた（逆転移）ことにも気づきました。家族をサポートするためには、ただのポジティブ思考でなく、スピリチュアルな理解を深める必要があると感じましたが、同時に、怖れも出てきました。そして実は心の底では怖がっていたからこそ、「私はスピリチュアルなことには鈍感」という考えで安心感を得たかったことに気づきました。アクティブ・シェアリングの授業で、深い心の部分を観察すると、子どもの頃の記憶が蘇ってきました。友達に敏感な子がいて、その子が亡霊などの話をするのがとても嫌だったのです。

私はさおりさんに、まず、スピリチュアルなものへの恐怖や嫌な気持ちを認められたことが大切だと伝えました。自分に「何を感じてもいいんだよ」と言ってあげたことが、彼女には有効だったようです。また、見えない世界や霊的な世界には幅広い領域があり、ラジオの電波をチューニングするように「繋がりたいレベルは自分で決められる」のです。わざわざ、怖いと感じるところに意識をおく必要はなく、自分にとって純粋で美しいと感じられるものを選択すればいいのです。自分が選びたいものを選ぶことによって、そのお友達の言葉よりも「自分の選択に力を感じる」ようになるお手伝いをしました。

彼女はスクールへ入学してから、オカルトまがいの精神世界とは異なる、論理性や科学的根拠もあるスピリチュアルな世界観があることにも気づき始めました。そこで、さおりさんが健全でスピリチュアルな感覚で病気の家族をサポートできるよう、私の大好きなティク・ナット・ハン師の著書を紹介しました。彼女には『死もなく、怖れもなく』を、ご家族には『怒り』『微笑みを生きる』という本を薦めました。その家族の方には、後に「どうして私が病気になったのか」という怒りが浮上することも心理学上わかっていたからです。ハン師の言葉は彼女とご家族の心に響き、さおりさんはその時々に浮上する気持ちを怖がらずに「どんなふうに感じてもいいんだよ」と受け止めていきました。

さおりさんはスピリチュアルなことに閉じていた心の部分をオープンにしたことで、新しい喜びが湧いてきたそうです。「知らないことへの怖さ」（逆転移）を「子どものような無邪気な好奇心で、未知の世界へ触れる楽しさ（健全な動機）」へと変容させることができ、そして、「自分が望まないものに無理に開く必要はない」ことも理解しました。このスクールでの学びによって、深い自分自身の本質を発見したことで、その存在感にまろやかさが加わりました。後輩に尊敬され慕われる、素晴らしいリーダーとなることでしょう。

私が気づきをサポートしたポイント

・さおりさんは頭が良く思考派なので、抽象的ではなく論理性のある言葉できちんと説明する。
・はじめの頃、「頭で考えること」と「心で感じること」の区別がつきにくい面もあったので、深いレベルで心を感じるためのエクササイズを提供した。食事の時に、無言で、生の野菜素材をゆっくりとひとつひとつ充分に味わうエクササイズ。ひとつひとつを、目で・鼻で・耳で・指で・唇で・舌で・喉で・胃で、味わう練習。これはマッサージ・セラピストとして五感を開くための大切な練習のひとつでもある。
・病気の家族をサポートすることだけに気をとられず、さおりさん自身が自分の感情体験をきちんと受け止められるよう見守り、指摘を続けた。
・スピリチュアルなことへの苦手意識だと思っていたものが恐怖感へと変化する過程で、彼女の気持ちを理解し尊重するように心がけた。安心して美しいスピリチュアルな感覚に心を開けるように、現実性が高く地に足のついた書籍を紹介した。ティク・ナット・ハン師はベトナム出身の僧で、コロンビア大学やソルボンヌ大学でも教鞭をとる。「I have a dream」の演説で知られるマーティン・ルーサー・キング牧師がハン師をノーベル平和賞の候補として推薦したことも知られている。ハン師は、あやゆる宗教・哲学・心理学・量子物理学・芸術・ホリスティック医学にも興味をもつ。開かれた心とチャーミングな性質で知られる方で、彼の言葉や考えはさおりさんに最も適切だと感じて選んだ。

セラピストの気づきと成長の記録 3
（岩井栄《さかえ》さん、BMS Massage Therapy School レベル2クラス修了）

栄さんは人間的にも、社会的にも、スピリチュアル的にもバランスのとれた、成熟した大人の女性。離婚して中学生のお子さん2人を育てているシングルマザーです。これからの人生をセラピストとして歩みたいと決心して、初心者として入学しました。長い間、主婦業と子育てに専念してきたため、再び社会復帰することには不安もあり（逆転移）、将来へ向けて確実で安定した基礎をつくるような勉強をしたいと考えてこのスクールを選んだということでした。

栄さんのお子さんの1人は以前から登校拒否やうつの心理的な症状があり、そうした状況の中、子育てをしながらスクールに通うのは簡単なことではなかったでしょう。しかし、クラスメイトと励まし合って学ぶ楽しさや、興味のあることに真正面から挑戦することの喜びは大きかったようです。

栄さんはＢＭＳセラピーのカウンセリングにも興味をもっていたので、はじめからレベル3まで受講するつもりで入学しました。一時は順調に通学していたお子さんが再び登校できなくなり、家庭内のことでもエネルギーを奪われる状態になりました。そのお子さんの強い言葉と態度に、栄さんはどうしても過敏に反応してしまい（逆転移）、気力が落ちてクラスを休んでしまったこともありました。何度かそのように揺らされることが続きながら、一生懸命に自分なりの立ち位置を探そうとする姿に、私は彼女がお子さんのことを理由にしてしまうパターン（逆転移）があるのに気がつきました。もちろん、母親であれば子どもの言葉や態度に敏感になるのは普通のことですが、栄さんは本気で勉強したいという強い意志をもっていましたので、指摘すべきことはきちんと指摘しながら、一緒に対応策や彼女の学びのポイントを見極めていきました。

栄さんの話を聞いていると、そのお子さんは確かに問題を抱えていましたが、子どもながら家庭の状況を自分なりに把握して適応しようとする力強い姿も感じられました。そこで私は、お子さんともっと対等な関係を築くことを提案しました。栄さんはすでにそれに取り組んではいましたが、実際には、お子さんが強い態度に出ると腰が引けてしまう（逆転移）印象もありました。私は、ここでのチャレンジこそが、栄さんが独立して開業する時にクライアントの変化を支えるための練習であると伝え、より力強く取り組めるようにサポートしました。

結果的には、栄さんが取り組んでいたことが結実して、学期末の最終の1ヶ月で、彼女の在り方が力強く安定してきました。少しずつお子さんへの新しいアプローチをし、小さい失敗も繰り返す中で、自分のもっているパターンを見せられた気がして、ようやく腹が決まったそうです。いつも子どものことを優先してきたけれど、また子どもが登校できなくなった時に、きっぱりと「お母さんはスクールに行くから、あなたは自分のことは自分でやってね」という言葉が口から飛びだしたのです。いきなり出てきた本音にハッとしたけれど、「相手は以外とOKだった」と驚いていました。

またレベル2では、脳神経学をはじめとする膨大な量の講義がありましたが、期末試験に一発で通ったことは言葉にできない喜びだったそうです。もともとは地道に努力するのが苦手な面もありましたが（逆転移）、「私、やればできるんだ！」という力強い自信が芽生えたのです（逆転移を自信に変容）。それは周囲にも明らかでした。表情には自信に溢れ、開業に対しても弱気な姿勢がなくなりました。もう私の目には、大勢のお母さまと子どもたちを力強くサポートする優れたセラピストとしての姿が映っています。

私が気づきをサポートしたポイント

・栄さんは何ごとにも好奇心旺盛で、感覚的に理解するのが得意。反面、それですべて理解した、身についたと勘違いしやすい面もあるので、アクティブ・シェアリングや実技で、実際に行動に反映されているかどうかを観察した。

・心は未来を見つめながらも、現在の状況に捕われる傾向があった。それがパターン化しないように、授業のはじめに朝のメディテーションを取り入れた。クリリエイティブなことが大好きな栄さんのために、美しい香りや音を使った方法を紹介した。

・彼女がセラピストとして自立し開業するために必要なポイントはきちんと指摘をし、確実に身につくように指導した。時間的な余裕が少ない点を考え、できることはクラス全体でサポートする態勢をつくった。

・腰が後傾気味で、将来の腰痛が懸念される。身体の筋肉の緊張マップづくりを勧め、ピンポイントで効果的なストレッチを教えると同時に、筋肉学を自分の身体を使って学ぶ機会として提案した。

セラピストの気づきと成長の記録 4
（滝口聖恵《さとえ》さん、BMS Massage Therapy School レベル2クラス修了）

聖恵さんは心理学をベースにしたセラピー・カウンセリング・コーチングを提供する企業に勤めており、人の役に立つ仕事に誇りと生き甲斐を感じていました。信頼のおける人柄と、いつお会いしても変わらない安定感のある明るさや大らかさのある、素敵な女性です。

彼女は仕事をする中で、心理的なアプローチが有効に働く場合と、逆に抵抗を生む場合があることに気づき、心だけでなく、オイルマッサージによる身体からのアプローチも同時に行なうことに可能性を感じたそうです。元々、カウンセリングの専門知識のある聖恵さんは、アクティブ・シェアリングのクラスでも常にリーダーシップをとる存在。クラスメイトのあいまいな「心」の織りなす抽象的な風景を、論理的な観察眼で解説していました。

そんな彼女が自分の過去についてシェアした時のこと。とても深い内面の気持ちについて話しているのに、なぜか会議で報告しているような印象でした。私は彼女に「話に体温が感じられない」と伝えました。自分の大切な過去の体験なのに、客観的すぎて他人のことを話しているような感じ（逆転移）だったのです。彼女は「えっ？」と驚き、はじめは何を指摘されているのか理解できなかったようです。しかしすぐに「それが私のテーマですね」と素直に認め「もっと自分を知りたい。解放したい」と言いました。

そこから聖恵さんの「心を感じる」訓練が始まり、学期の中盤に、彼女の中で変化が起きました。聖恵さんは仕事でもプライベートでも予定を詰め込んでいる（逆転移）ような印象が気になり、また、本当に自分が求めてやっているのかどうかが疑問（逆転移）に感じられました。私は「なぜもっと自分を感じようとしないの？　自分の気持ちを大切に尊重して行動したくない？」と、素朴に質問をしました。すると、それまでは論理的に説明していた彼女の表情が、突然、子どものようになって涙が溢れてきました。

私はいつも生徒さんに「しょっぱい涙と、甘い涙がある」という説明をします。「しょっぱい涙」は誰かを責めて感情をその人に投げつけるように泣く時に出てくる涙で、癒しは起こりません。「甘い涙」はただ静かに自分の気持ちを開いて受け止める時に出てくる、自己浄化の癒しの涙です。

彼女の甘い涙は、自分の感情の周りに築いていた思考の防御の壁を優しく溶かして、彼女の心を開きました。両親から愛されるために要求に応えようとするのは子どもには共通のテーマですが、家族思いの彼女にはこれが強く染み込んでいて、自分がしたいことと両親が望んでいるであろうこととの区別がつかなくなっていた（逆転移）のです。

彼女に「身体の五感を使って心を感じる」「身体を通して自分の心を受け止める」練習を提案すると、毎週毎週、顔の輝きが違ってきました。それまでは「真面目で信頼のおける職員」というイメージだったのに、とっても面白くて可愛らしい本来の彼女の生き生きとした側面が出てきました（逆転移の解放）。服装や髪型にも変化が出てきて、心から「自分自身を楽しむこと」を実感し始め（逆転移の解放）、レベル1を修了しました。

レベル2が始まる前にご家族に深刻な病気が見つかり、1年クラスを見送ったほうがいいかと相談に来ました。私は、いずれにしても先生としてサポートは惜しまないことを伝えたうえで、家族と一緒の時間を増やすのもひとつの方法だけれど、毎週のアクティブ・シェアリングで聖恵さん自身の心の安定を育てて、家族を支えることもひとつの選択であることを伝えました。彼女はレベル2の受講を決めました。

家族にこのような出来事がもたらされたことで、終わったはずの彼女のテーマがまた刺激され、家族の要望を優先しようとするパターン（逆転移）が出てきました。そこで自分の心を無視しやすいことが問題なのでした。また、勤めている会社でも大きな変化があり、彼女の仕事が倍増しました。私はシェアリングの最中に「どうして上司に交渉しないの？　相手を信頼して、自分の力を信じて行動するチャンスじゃない？」と尋ねました。彼女はにっこりと笑って、自分がそうしない理由について丁寧に説明してくれました。

自分が確信していることを話す時は、通常エネルギーは充実して大きくなるはずなのに、聖恵さんのエネルギーは、説明すればするほど縮んで小さくなっていることを伝えました。しかし、「そうですか？」と言って彼女はまた説明を続けました。彼女の話を聞きながら、もっと繊細なレベルで観察を続けると、今度は、聖恵さんが自ら、上司に自分のエネルギーを与え続けている様子が見えました。それはまるで、時代劇でお百姓さんがお代官様に貢ぎ物を差し出しているような感じでした。私は面白くなって、観察を続けました。彼女が「私は納得しています。なぜなら…」という説明をする度に、ひゅーっと自分からエネルギーを上司に差し出し、彼女のエネルギーが縮小するのです。

「聖恵さんは、相手が要求していないのに、自分から貢ぎ物（自分のエネルギー）を与えているね。そうやって、相手とのバランスをとる癖（逆転移）がある。それは健全ではないし、自分の力を自分で奪っているのと同じことなのよ」。半信半疑だった彼女に、自分のエネルギーがどう動くか観察してもらいました。

すべてのコミュニケーションにはエネルギーのやりとりが生じます。誰からも奪わず・奪われず、押し付けず・押し付けられない、健全な「心の循環」が、コミュニケーションの最も健康的な在り方なのです。

「ほんとだ。私、自分から相手に『これで勘弁して下さい』とエネルギーを貢いでいた。これ、家族にもやってる…でも、なぜ？」。彼女に自分の心を感じてみるように伝えると「私、怖かったんだ。大切な人たちに認めてほしい一方で、体力的にも精神的にも限界を超えていたから『これで勘弁してください』と差し出し続けていたんだ…」。相手の期待に応えることを優先すると一時的な喜びは感じられたけれど、自分の中には虚無感しか残らなかった（逆転移）のを感じました。その気づきと共にハートに耳を傾けたら、「もっと、私を信頼して！」という声が聞こえたそうです。

この気づきの後、彼女は急激に変化していきました。大切な人たちとのコミュニケーションを、滅私奉公ではなく、信頼にもとづいたものに変えると決めたからです。ただ、心や意識が変化しただけでは本当の変化は起こりませんので、私は上司にきちんと話をすることを勧めました。彼女が心を決めて話してみると、「上司が自分に求めている」と思っていたものは実は自分の思い込みであって、上司は彼女が自分らしく仕事をしていくことを望んでいてくれた、とわかりました。彼女は上司を尊敬し、勝手に滅私奉公していましたが、上司を信頼して正直に話せるようになったことが、何ものにも代え難い体験となりました（逆転移の解放）。

また、大好きな今の会社と繋がりながらも、将来はBMSセラピーの仕事も始めたいと思っている彼女を上司も応援してくれるようになりました。こんな変化がくるなんて夢のようだと感じながら、彼女は「私の現実は、私がつくるんだ！」と力強く前に進み（逆転移の解放）、レベル3の勉強に向けて準備を始めています。彼女が、論理的な思考と繊細な感性によって、多くの方々を支える未来が楽しみです。

私が気づきをサポートしたポイント

・優等生タイプで努力家の聖恵さんは、内省的な傾向も強かった。過去や現在の自分を「できていない」と責める必要はないことを伝えた。両親や上司、一般常識などの「外からの目線」で自分をジャッジするのではなく、自分の内側からの、優しくあたたかい目線で自分自身を観察し、受け止めて解放することを徹底した。

・人の役に立ちたいという気持ちが強すぎるために、自分よりも周囲の要望を優先する（逆転移）習慣が強かった。また「自分を尊重して選択する」ことと「利己的な選択」の区別がつきにくかった。そこで、毎日の生活の中で自分がしたいことを優先する練習をした。

・先輩たちからインナービジョンのセッションを受けて、思考を横に置いて、繊細に自分の心を観察し感じる練習を続けた。このことによって、「通常の思考（エゴの心）」と「潜在意識からの真実（スピリットの心）」との違いがはっきりと理解できるようになった。思考からくるのは表面的な答えであることが多く、この体験によって、彼女は真実の心の声に繋がれるようになった。

セラピストの「究極の存在感」、そこに起きる気づきと癒し

私はセラピストとしての「究極の在り方」とは何か、と自分に問いかけた時がありました。もちろん、それは最高の知識と技術による施術が提供できること、そして、セラピストとしての素晴らしい存在感によってクライアントをサポートすることです。では、その素晴らしい存在感の「究極の」状態とは実際にどのようなものなのか？　私の心の奥からやってきた答えは…セラピストがただそこにいるだけで、クライアントがそのセラピストのエネルギーに触れただけで、瞬時に癒しが起きるような、そんなイメージでした。まるで奇跡を起こすようですね。そうなのです。人と人が、そして、すべてが波動のエネルギーで響き合っているのがこの世界のしくみであるならば、それは量子力学的には可能なはずです。その可能性を最大限に引き出せる自分になればいいだけなのです。

私が生きているうちにそのような存在感に至ることができるかどうかは問題ではなく、ただ、私はその道を目指して歩き続けたいと思いました。ゴールに到達することだけが大切なのではありません。その道の初めの一歩であろうと、どこか途中であろうと、その道を歩き続けた時にどのような人生の心の景色が見えてくるのかを、自分に体験させてあげようと決めたのです。

ＮＹに住んでいた時、不思議なことから、ダライラマが故郷のチベットの方々に個人的にお会いになる時に私も同席させていただけることになりました。その数日前まで、ワシントンＤＣのアメリカン大学で彼のセミナーに参加していた私には質問したいことが山ほどありました。自分の人生の課題や世の中の不条理についてもお聞きしたいことがたくさんあり、私は興奮しながら座っていました。

ところが、いざ、その場所に彼が現れて、お顔が触れるくらいに間近で、そのあたたかく大きな存在感に包まれた瞬間に、それらの疑問がいっぺんに私の心の中で解決してしまったのです。ダライラマの人としての光溢れる力強いエネルギーを感じて私の心がそれに響き合った瞬間、私の中に確実に何かがもたらされたのでした。それは外から与えられたものでもあったかも知れませんが、もともと私の中にもありながら、自分自身では開けられなかった叡智の扉を開けてもらったような体験となりました。そしてこの時、まさに、私が探していた「セラピストの究極の存在感」が見つかりました。Inner Peace（心の内なる平和）の感覚と輝く叡智が開かれた存在として、ただそこにいれば、気づきも癒しも自然に起こるものだ、と、私は心からそう思いました。

ダライラマにお会いした人たちはみんな、「聖人として敬愛される人なのに、とっても地に足がついている。現実味がある（He is so down to Earth.）」と驚きます。マンデラさんとダライラマに共通しているのは、神々しいまでの純粋さ、偏見のない知性と溢れる好奇心、地に足がついた人間としての力強い魅力といえるでしょう。このお二人にはスピリチュアルな人にありがちな「フワフワ」した感じや抽象的に紛らわすような印象は皆無で、人間としての力強い生き様があります。私はそこに深く影響を受けてきました。そして、そこにセラピストとしての究極の存在感のイメージが浮かびあがってきました。

ここでもうひとつ大切なのは、クライアントに提供したいと思っている心の在り方・身体の在り方をセラピストである私たち自身が体現していることの大切さです。自分自身の偏った信念や思い込み、傷ついた過去の経験やその感情を解放することの大切さについては何度も述べてきました。そして、それをする目的は、自分を信頼し、価値観の違う他者をも信頼し、自分を含めてすべての人の限りない可能性を引き出して生きることを実践するため。自分がすでにそのように生きているからこそ、セラピストとして提供する仕事に現実味と力強さが出てくるのです。１９９４年のマンデラさんの大統領就任演説の中に、まさに、それを表すような言葉がありました。これこそが、多くの人が求めている「真実の自分」の姿であり、私が心に描くセラピストとしての究極の可能性です。

「私たちが最も恐れているのは、自分が不十分でちっぽけな存在だということではありません。私たちが最も恐れているのは、自分が計り知れないくらいに力強い存在であるということなのです。（実は）私たちを最も怯えさせるものは、私たちの心の闇ではなく、私たちの中にある光なのです。

私たちは自分の中の神聖なる輝き（栄光）を実現するために生まれてきました。それは、限られた人の中にだけ存在するのではなく、誰の中にもあるものです。

私たちが自らの光を輝かせる時、無意識のうちに、他の人たちが輝くことも許せるようになるのです。私たちが自分の恐れていることから解放された時、私たちがただそこにいるだけで他の人たちを解放することでしょう」

一般的に、私たちは自分の能力の不足、力のなさで悩んでいると思っていますが、実は私たちが最も恐れているのは、「真実の自分が計り知れない力をもっていること」「すべての可能性を秘めた自分を認めて、それを生きること」なのです。確かにはじめは自分の傷や痛み、不安や恐れの解放がテーマとなりますが、それらが終わって、最後の大きな変化が起きようとする時に、私たちは自分の内なる本当の力に気がつきます。

しかし、そのことに最初から喜びを感じる人は少なく、逆に、自分の可能性と力への不安・恐れ・疑いが出てきます。なぜなら、「本当に自分が大きな力をもっていると認めてしまったらもう言い訳できなくなる」からです。また、その力を間違ったことに使ってしまうかもしれないという不安や怖れ、究極の可能性を目の当たりにした戸惑いが出てくるのです。

私はカウンセリングで多くのクライアントの変化をサポートしながら、スクールで生徒を育てながら、このような瞬間を何度も体験してきました。そして、このポイントを越えると、その人の成長や成功は軽やかにスピードアップします。ようやくその方の「真実の人生」が始まるからです。

1人でも多くのクライアントをサポートするために、まずは、セラピスト自身がそのように生きることができるスクール、コミュニティをつくりたいと思いました。そして、素晴らしいことに、今、私は仲間たちと共にその喜びの道を一歩ずつ歩いています。

おわりに——あなたの、私の、そして、これからの未来のために

私はこの人生で、予想もしなかったような多くの出会いによって、まるで「見えない糸」に導かれるようにしてセラピストという最高の仕事に出会いました。この世に存在するすべての職業はそれぞれに意味のある素晴らしいものです。そして、私にとってはセラピストというこの仕事が、まさに、天から降ってきた素晴らしいご褒美のように感じられます。

純粋で素朴な生き方を教えてくれた両親と家族、好奇心に満ちた教えを与えてくだった先生方、人生の学びを一緒に分かちうためここを訪れてくださるクライアント、BMSファミリーのスクールの生徒たち、そして、多くの方に育てていただいていることへの喜びが溢れてきます。心を込めて、みなさんに感謝します。

そしてまた、新たな出会いによる新たな道も開かれました。Mishaal《ミシャール》と彼女が率いる、ベリーダンスのデバダシ・スタジオとの出会いです。

マンデラさんが人間としての私を目覚めさせてくれたように、ミシャールは女性としての私に素敵なインスピレーションを与えてくれます。日本では女性は型にはめられやすく、年齢を重ねるにつれて制限が増えて、可能性が減っていくように感じます。そのような中で大切なのは、「他人からどう思われるか、受け入

れてもらえるか」ではなく、「自分がどう在りたいか」です。女性として自分らしく豊かに生きていくために、私は、女性の美しさを表現するベリーダンスと、自己を解放するホリスティックなダンスセラピーとが融合したものを探していたのです。

ミシャールはベリーダンス界のGoddess（女神）として知られていますが、一般にみなさんが思い浮かべるような派手でエンターテイメントなベリーダンスとは全く異なる世界観をもっています。「地球に捧げる神聖な踊り」というコンセプトのデバダシ・スタジオのダンスは、神社で奉納される巫女舞のような神聖さがありながら、女性のもつ美しさや神秘的なセンシュアリティーを押さえ込まずに解放して表現するものです。彼女が伝える「Your body is your temple.（あなたの身体は神殿です）」という言葉は、私もボディワーカーとして慣れ親しんできたもので、深く共感しています。

実際、その歴史を紐解くと、エジプトや中東の国々で王侯貴族を楽しませるエンターテイメントのベリーダンスになる前の、古代のベリーダンスは、出産時に女性だけで輪になって踊り、妊婦の身体を出産のために整え、その喜びの瞬間を祝福するためのものだったことがわかりました。アンジュレーションという脊柱をゆるやかにくねらせる動きや、腰を8の字や丸く回転させる動きも、女性の身体にとてもいい影響を与えます。出産をスムーズに運ぶのに最適な動きであることは、解剖学的な視点からも明らかだと思いました。

このように、ミシャールが追求している方向性は、実は、本来のベリーダンスの本質を最も深く表しているものなのです。誰かに見せたり誰かを楽しませたりするためではなく、自分自身を祝福するために踊る…なんて豊かなことでしょう。その深い感覚の分かち合いによって、デバダシ・スタジオのショーでは踊り手も観客も一緒に癒しを体験します。それは私のセラピストとしての方向性とも完全に一致します。彼女との出会いによって、私は身体を使った魂の解放と癒しの方法をもうひとつ与えられたのです。内面に深く繋がって自分を表現をするこのダンスによって、セラピストという「受容性」を強く求められる仕事においても、より自由にのびのびと開放的な私が育っているのも嬉しいことです。

女性でも男性でも、私たちは年をとることを怖れますが、年をとって古くなっていくのは私たちの本質ではなく、その外側に貼り付いている思考や感情（＝エゴ・自我）なのです。ですから、それを解放し続ければ、いくつになろうとも私たち自身の真の輝きが薄れることも、減ることも、古くなることもありません。そのように真実の自分として輝くならば、肉体の最大限の力と可能性を引き出して生きていくことができるようになるでしょう。

怖れや、不安や、悲しみや、怒りなどを解放して、喜びに溢れたInner peace（内なる平和の心）の状態で、毎日の自分自身やその周りで起こることを見つめていくと、すべての瞬間に「Mindfulness《マインドフルネス》（自分自身の意識が１００％そこにある状態）」を保てるようになり、起こることすべてに意味があることが理解できるようになります。そして、心の（あるいは世の中の）表面で起きていることに翻弄されるのではなく、その本質に気づき、本質とつながって生きていけるようになるでしょう。私は、私が出会うすべての方たちと「Live Heaven on Earth（地上にあって、天国のように暮らす）」という生き方を実践したいと思います。

すべては学びです。そして、すべては遊びです。今こそ、これまでになかったような素敵で最高に美しい生き方を私たちは選ぶことができるのです。すべての方がそのような幸せな時間を地球で過ごすことができることを心から願いお手伝いしたいと思います。

この素晴らしく奇跡に満ちた人生を、私はこれからも力強く歩いていきます。
多くのセラピストのみなさんと一緒に、その喜びと感動に満ちた未来へ向かって。

Our Bodies and Minds are the Temples for Our Sacred Spirits.
私たちの身体と心は、私たちの神聖なるスピリットのための美しい神殿です。

愛を込めて、
この本を、私の魂の祖父であるMadiba, Nelson Mandela氏と、
私のSoul Sister（魂の姉）であるMishaalに捧げます。

國分利江子

Special Thanks to ...

中村直美、田尻直子、加藤明理、中山清恵、安藤聖美、
山中暁子、今城実紀、市原彩子、田中博子、鎌田芙美代、
伊藤東乃、宮澤真由美、金井明美、保坂礼子、三神麻実子、
吉村雅代、津田まり子、磯安代、神子島歩、吉村由美子、
レポートや体験談でご協力くださった生徒さん、
Swedish Institute, Lucy Liben

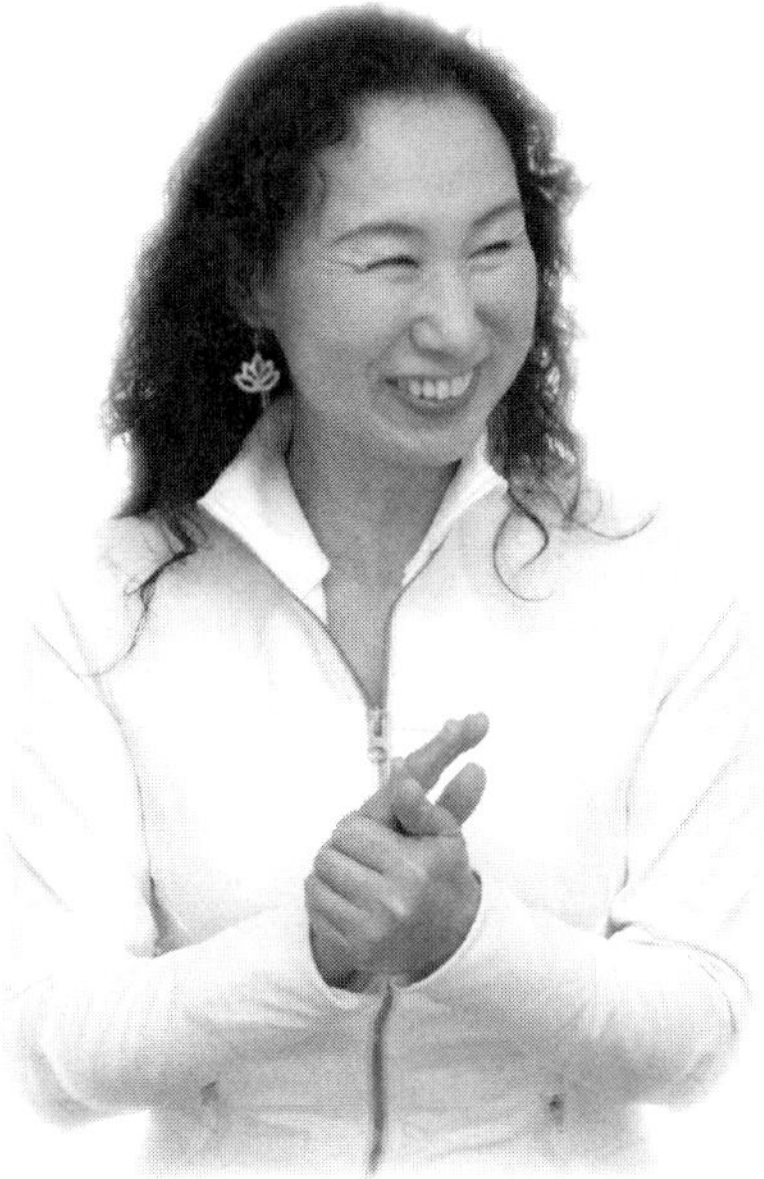

著者・國分利江子（こくぶん りえこ）

BMS Therapy Office 主宰、BMS Massage Therapy School 校長。アメリカ・ニューヨーク州政府認定マッサージ・セラピスト。「世界を平和な場所にするために、一人ひとりの心と身体の平和をサポートしたい」と、ホリスティック医学に基づく本格的なボディワークのオイルマッサージを学ぶために渡米。1916 年創立で「マッサージセラピー界のハーバード大学」と称される名門校 Swedish Institute に入学し、卒業後、NY 州政府認定マッサージ・セラピストのライセンス試験に合格。世界最先端の Psychoneuroimmunology（精神神経免疫学）の理論を取り入れて、カウンセリングとオイルマッサージを融合した BMS Therapy を開発。地球のあらゆる場所を旅し、様々な人種と交流しながら「Inner Peace（心の内なる平和）」の実践をこよなく愛する。

装丁：ギール・プロ

本文デザイン：ジャパンスタイルデザイン

写真撮影：漆戸美保

撮影モデル：梅澤友里香

イラスト：サン企画

完全なる癒しと、究極のリラクゼーションのために

マッサージセラピーの教科書

2015 年 7 月 20 日　初版第 1 刷発行
2023 年 3 月 30 日　初版第 2 刷発行

著者
國分利江子

発行者
東口敏郎

発行所
株式会社 BAB ジャパン
〒 151-0073　東京都渋谷区笹塚 1-30-11 中村ビル
TEL 03-3469-0135
FAX 03-3469-0162
URL http://www.therapylife.jp
E-mail: shop@bab.co.jp

郵便振替
00140-7-116767

印刷・製本
大日本印刷株式会社

ISBN978-4-86220-914-6　C2077

BOOK Collection

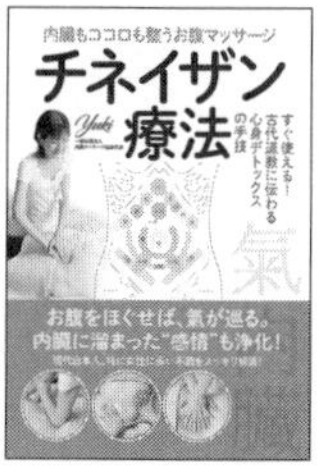

内臓もココロも整うお腹マッサージ

チネイザン療法

すぐ使える！古代道教に伝わる心身デトックスの手技。お腹をほぐせば、氣が巡る。内臓に溜まった“感情”も浄化！心身の癒しと免疫力アップが益々求められる時代、身体の内部にアプローチして絶大な効果を発揮する療術を伝授します。便秘・ダイエット・不妊・腰痛・抑うつ・不眠・眼精疲労・更年期ケア・生理痛・冷え性など、現代日本人、特に女性に多い不調をスッキリ解消！

●Yuki 著　●A5 判　●152 頁　●本体1,500円+税

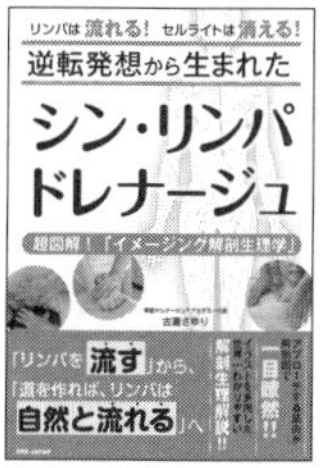

リンパは流れる!　セルライトは消える!

逆転発想から生まれた シン・リンパドレナージュ

むくみやセルライトの解消には、筋肉にフォーカスする必要があると気づき、筋肉を整えるさまざまな手わざを学びました。一方、深層リンパと浅層リンパについて学べる講座がなかなか見つからず、リンパ学研究の医師の書籍、論文などからリンパの解剖生理について学びを得ました。こうしたさまざまな学びから試行錯誤を繰り返して生まれたのが、「リンパの通り道を作ればリンパは流れる」をテーマに考案したメソッドです。

●古瀧さゆり 著　●A5 判　●144 頁　●本体1,500円+税

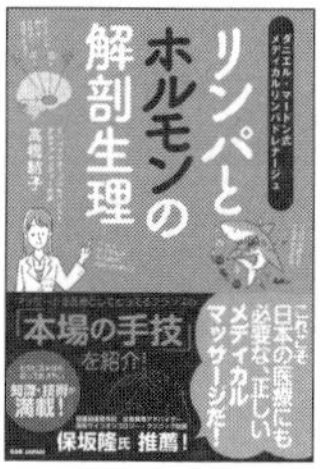

ダニエル・マードン式メディカルリンパドレナージュ

リンパとホルモンの解剖生理

本書では、アロマプレッシャーの基本となる、リンパ、ホルモンの解剖生理を丁寧に解説し、さらに実際の施術を詳しいプロセス写真つきで紹介します！本書を読めば、セラピストの「手」がクライアントをどれだけ癒やし、そしてセラピスト自身がクライアントにとって、どれだけ大切な存在となれるかを知ることができるでしょう。

●高橋結子 著　●A5 判　●256 頁　●本体 1,800 円+税

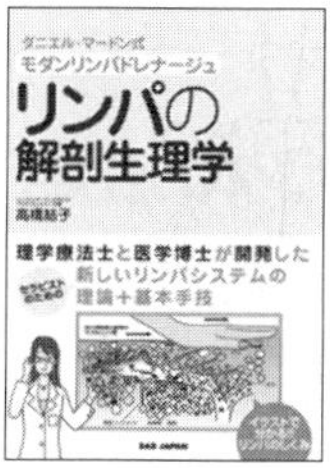

ダニエル・マードン式モダンリンパドレナージュ

リンパの解剖生理学

リンパドレナージュは、医学や解剖生理の裏付けがある科学的なメソッドです。正しい知識を持って行ってこそ安全に高い効果を発揮できます。本書は、セラピストが施術の際に活かせるように、リンパのしくみを分かりやすく紹介。ふんだんなイラストともに、新しいリンパシステムの理論と基本手技を解説しています。

●高橋結子 著　●A5判　●204頁　●本体1,600円+税

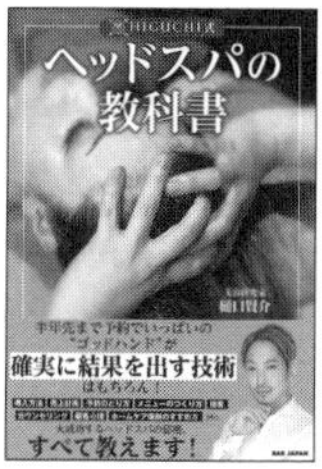

HIGUCHI 式 ヘッドスパの教科書

大成功するヘッドスパの秘密、すべて教えます！半年先まで予約でいっぱいの“ゴッドハンド”が確実に結果を出す技術はもちろん、導入方法、売上計画、予約のとり方、メニューのつくり方、接客、カウンセリング、顧客心理、ホームケア商剤のすすめ方…etc. まで、ヘッドスパだけで月に 400 ～ 500 万円の売上をつくる大成功の秘密をすべて教えます!

●樋口賢介 著　●B5 判　●226 頁　●本体 2,500 円+税

BOOK Collection

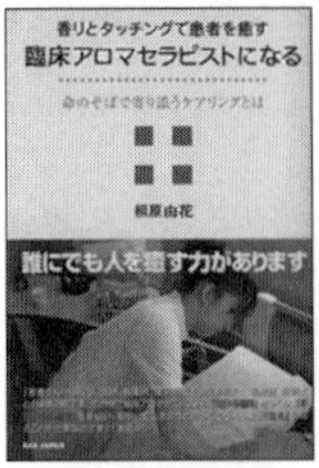

香りとタッチングで患者を癒す

臨床アロマセラピストになる

現在、病院や医療施設では、補完医療を導入し、一人ひとりの患者に合った治療を提供しようという動きが高まっています。アロマセラピーはその中でも注目度の高い補完医療のひとつ。アロママッサージによって患者の治癒をサポートする「臨床アロマセラピスト」の存在は、今後ますます重要になってきます。実際に臨床アロマセラピストの仕事につくためのノウハウを、日本で最も活躍する現役セラピストが体験をもとに紹介。

●相原由花 著　●四六判　●240頁　●本体 1,800 円+税

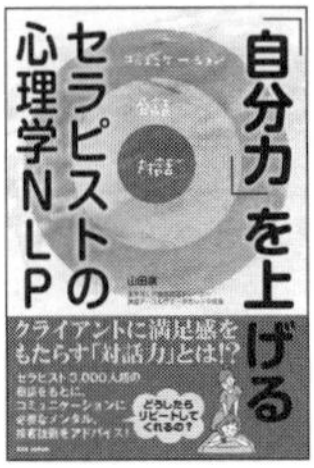

セラピストの心理学NLP

「自分力」を上げる

「どうしたらリピートしてくれるの?」セラピスト3,000人超の相談をもとに、コミュニケーションに必要なメンタル、接客技術をアドバイス!本書では、ビジネスパーソン、特に営業分野において大きな支持を得ているノウハウ「NLP」をセラピーの現場に当てはめて、セラピストが実践しやすい具体的な例をあげながら、コミュニケーションのとり方を指南します。

●山田泉 著　●四六判　●224頁　●本体1,500円+税

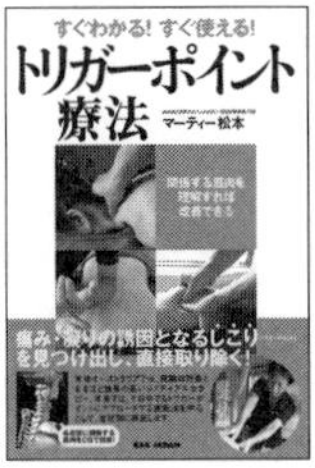

関係する筋肉を理解すれば改善できる

すぐわかる!すぐ使える! トリガーポイント療法

本場オーストラリアでは、保険の対象となるほど効果の高いリメディアルセラピー。本書では、その中でもトリガーポイントにアプローチする施術法を中心として、症状別に解説します。クライアントの症状とニーズに応じた、“オーダーメイド”の施術だから効果絶大です。各症状に関係する筋肉を CG で詳解します。

●マーティー松本 著　● A5 判　● 180 頁　●本体 1,600 円+税

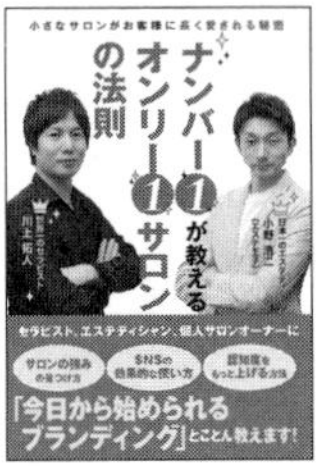

小さなサロンがお客様に長く愛される秘密

ナンバー1が教えるオンリー1サロンの法則

セラピスト、エステティシャン、個人サロンオーナーにサロンの強みの見つけ方、SNS の効果的な使い方、認知度をもっと上げる方法…「今日から始められるブランディング」とことん教えます!ブランディングで、小さなサロンが輝く時代がやってきた!

●小野浩二、川上拓人 著　●四六判　● 256 頁　●本体 1,500 円+税

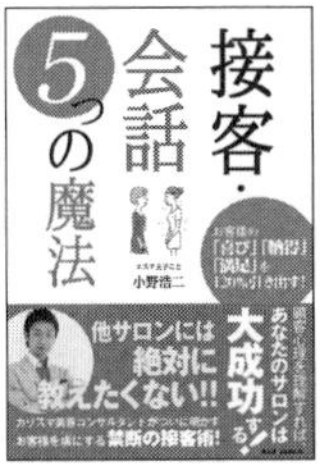

お客様の「喜び」「納得」「満足」を 120%引き出す!

接客・会話　5 つの魔法

顧客心理を理解すれば、あなたのサロンは大成功する!●新規契約率が 30 パーセントだった人が、60 パーセントへ。●経商品販売が月間 10 万円だったサロンが、1 年後に 150 万円に。●個人サロンさんのリピート率が 4 割だったのが、8 割へ。● 1 店舗のサロン売上が 2 年で 250 パーセントＵＰ.

●小野浩二 著　●四六判　● 200 頁　●本体 1,400 円＋税